不吃药的方法

——向疾病说不

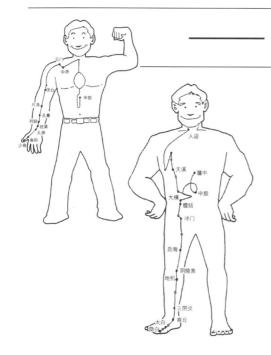

郭庆堂 著

SPM 南方出版传媒

广东科技出版社 | 全国优秀出版社

· 广 州 ·

图书在版编目（ＣＩＰ）数据

不吃药的方法：向疾病说不 / 郭庆堂著． —广州：广东科技
出版社，2020.3
ISBN 978-7-5359-7263-7

Ⅰ.①不… Ⅱ.①郭… Ⅲ.①中医学—保健—基本知识
Ⅳ.①R212

中国版本图书馆CIP数据核字（2019）第205069号

不吃药的方法：向疾病说不
Bu Chiyao De Fangfa：Xiang Jibing Shuo Bu

出 版 人：朱文清
责任编辑：丁嘉凌
封面设计：林少娟
责任校对：李云柯
责任印制：彭海波
出版发行：广东科技出版社
　　　　　（广州市环市东路水荫路11号　邮政编码：510075）
销售热线：020-37592148 / 37607413
http：//www.gdstp.com.cn
E-mail：gdkjzbb@gdstp.com.cn（编务室）
经　　销：广东新华发行集团股份有限公司
印　　刷：广州一龙印刷有限公司
　　　　　（广州市增城区荔新九路43号1幢自编101房　邮政编码：511340）
规　　格：787mm×1092mm　1/16　印张13　字数260千
版　　次：2020年3月第1版
　　　　　2020年3月第1次印刷
定　　价：39.00元

如发现因印装质量问题影响阅读，请与广东科技出版社印制室联系调换（电话：020-37607272）。

一本悬壶济世的书

侯胜茂

有正必有反，随着科技文明的进展，人类虽然得以享受更高水准的生活方式，但相对的，由于地球饱受工业排放物质的污染、人为的破坏；病毒也在恶劣的生态环境下变种，且在抗生素的滥用激化下变得更强悍，种类也激增；再加上为了应付来自生活上的压力，人们变得更紧张及忙碌。于是，最近医院病床总是人满为患，人体健康的资讯忽然间跃为传播媒体中热门的话题，当然这原因部分也是拜"全民保健"之赐。

家父终生悬壶济世，于嘉义市开设侯小儿科诊所。依稀记得，当我年少时，常有家长于三更半夜带着幼儿，眼眸中流露出忧虑焦急的神色按铃求诊，全家虽常为急促的电铃声所惊醒，但家父总是匆忙起床，面露慈祥和蔼的笑容，细心、耐心的诊断，在家长全神信赖的目光下，不厌其烦地解释其病情，并开列处方，不仅从不引以为苦，且甘之如饴。有时家慈心疼他太过劳累，会婉劝他缩减诊疗时间，而他的回答却总是一个"不"字，常挂在他嘴边上的口头禅，永远是那句——"救人一命，胜造七级浮屠。造善业、积阴德，可消灾解厄，福禄子孙。"

我一直以父亲为傲，待我成长后，克绍箕裘，钻研医学，经过台大医院训练及留学美国拿到医学博士，升任教授并获上级领导的厚爱，出任掌理台大医院副院长。

根据各方的反映及我本人的观察，在新的医疗体系下，医师与患者的关系似乎有逐渐转变的趋势，从和谐转为对立，传统上以权威的、单方向的问病诊断并且专断地开列处方的方式已经遭到患者及亲友的质疑并要求改进。患者常要求医师能付出更多的心血去详述、讨论及分析病情以及提供保健妙方，甚至期待医师能关怀备至地去安慰并鼓励患者。只要医师能多付出一分心力，和颜悦色地去对待患者，则可发现他的看护处一定齐聚患者，列队恭候，指名看诊的人多如过江之鲫。

问题是，永远有看不完的患者需要诊疗，而医师却往往忙得分身乏术。尤其医师常常忙于研究，个性上常属于沉默寡言型，且拙于言辞及表情的传达。所以医师常会被视为冷漠高傲而含冤莫白。其实每位医师都拥有一颗救人济世的爱心，横亘于患者与医师之间的只是沟通桥梁的欠缺而已。

我常期待着这种沟通桥梁早日被建立，可以替医师分忧解劳。欣闻并拜读郭庆堂先生所著的《不吃药的方法》，作者以妙笔生花的笔触，透过物理学来剖析疾病、医学与生命，尤其提出了人体潜能发挥的方法，读者阅读后当会耳目一新，了解到人体自身其实是最好的健康源，内有为电脑所不及的优异免疫系统，医师做的大都是属于增强及修补的工作，恢复健康的能力还是有待于人体自身的运作，所以人平常就应依物性做好保健的工作，万一病痛临身，也要知所应对，迅速、冷静地去处理、就医，千万不可讳疾忌医，以免延误病情。

经由高中同班同学，有"才子"之称的郭庆堂先生的引荐，让我很荣幸拥有这个机会，也很乐意为本书作序。希望透过此书系的传播，每个人都能了解到生命的奥妙，彼此之间（当然也包括医生与患者）都能互信互爱、包容互助、相敬如宾而非猜疑提告、同步谐调而非异步干扰、同心协力而非抗争纠葛，一起为生命谱下美丽的乐章！

生命科学的探讨

胡锦标

方孝孺先生在《指喻》内曾言："虽病在指，其实一身病也，不速治，且能伤生。然始发之时，终日可愈；三日，越旬间可愈；今疾且成，已非三月不能疗。"人身之疾如国政之失，皆发始于微末，若能防微杜渐，以治未然，或治病从浅中始，则身安国富，否则病祸不远。

但由于健康检查程序繁琐，且检查值往往因人而异存有灰色地带，故偶有误判之时，致常使人踌躇不前或拖至病重方才就医，以致延误病情，旷时费力，倘能发挥人体潜能，从中探索自我治疗法，一定简易且美妙，这是我深信不疑的信念！

在中国，中医与西医并行不悖，而受过传统医学训练的医生成千上万，构成了全民健康事业的重要一环，而且现在彼此尚在整合中。于是，在现代化的医院，您可以发现以下的情景：患者在动脑肿瘤手术，却靠针灸得以减少麻醉药物剂量，并可保持清醒与医生对谈；有实习医师用电脑在练习诊脉，更先进者用激光照射于特殊穴位，并记录各种生理变化与针刺和通电之结果相比较，学员也开始使用电脑的色度计来观察舌头相位变化作为诊疗的依据。

通常探测科学真相之始，都惯用"黑盒子"观念。先找出可输入讯号源之端口后，加以观测可监测之输出端口变化，来说明"黑盒子"内未知之情况，并能圆满解释其理论并加以举证归纳，即使"黑盒子"理论不同，皆可视为真理。西医常以口为输入端加入药剂，而输出端则取自血压、尿液、血液值；中医多以穴位为输入，而其输出监测口则为面相、气息、脉搏、神采等，且已实行多年，但是现在医学界对中医的争议仍存有：人体能量中心如何运作等？

基本上我相当肯定及称许郭君在此方面的探索成果及锲而不舍的研究精神。因他为人体找到了一个新的疾病侦测方向（穴位痛感）及医学研究端点（井穴），并欲借由庞大的患者回函整理、分析，加以归纳佐证。如能因此确立一个高效、省钱省力而又精确的自我健康检查法，将可为国家省下大笔的保健资源。如果真能更进一步确立中国传统的经络学说，并研究以激光光源代替针灸对井穴施以刺激，达到调节人体免疫力及治病的功能，将有助于人体生命科学的探索！

期望未来，郭君仍能一本初衷，继续以救人为志，进而与生命科学、医界的先哲同心协力探索生命的奥秘，以减少众生之疾苦。

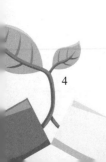

妙哉！病痛离身

江　勤

当庆堂先生初试身手，一展抱负，出版了《不药自愈》之书后，我曾将该书于我开设的中医诊所内代卖。果不其然，患者们都抢购争看，佳评如潮。且于读后也期待早日出版新书，整合中医，嘉惠人群。

没想到仅隔数月，庆堂先生下笔为文、振笔如飞、披星戴月，转眼间已完成另一本著作。

这是个知识爆发、科技飞跃的时代，中医再也不能纯靠经验法则和前人智慧结晶来为患者祛病强身，因为患者或其家属动辄寻根究底，奈何古书尽皆艰涩难懂，讳莫高深，虽多为治病妙方，独缺服人学理。当患者探问之际，即使身为中医华佗奖得主的我，偶也会有江郎才尽哑口无言的困境；每当夜深人静时，我常仰望苍天，希望有人能整理先贤著作并融入科技学理，以解开生命之谜！

本书除了详述经穴之奥秘外，更难能可贵的是提出了系统化的"井穴治病"。并将任督二脉的井穴：会阴穴与人中穴，一起纳入其内，将传统的针灸改为按摩、意守、热敷、气疗、磁疗等各形各色的能量疗法，使人可以在不伤身的前提下，既简便又迅速地治好疾病。

作者的理想是："使每个人都可以当他自己的医生！"此外本书已对各种常见疾病详述其病理、自我检验、防治法及病例介绍，并提出了所谓"七R养生论"，希望每个人能明白"预防绝对胜于治疗"，并能治病于初发时节。

作者曾询问我，如果因为此书系的出版而使得本诊所的患者人数减少，我是否会改变初衷，不再实验证实并推广"能量疗法"的理念？

我说："古罗马大帝亚历山大临终遗嘱，将其棺木两旁凿空，以伸其左右手游街，暗示其即使贵为皇帝，来也空空，去也空空。钱财只是身外之物，人生之旅只在演出美妙的生命乐章，为自己留下一些可资回忆的东西。我很荣幸有此机会能为苍生献出我微薄的心力，我只会为众生诸多疾苦痛心，更期待苍生能远离疾苦，而非为赚钱以填满私欲，如此方是医生应有的胸襟。所以我也会同您一样无怨无悔的去朝着此目标前进！"

推荐序

人体潜能的发挥

谢昆山

　　自从《不药自愈》一书出版后，从罗宝二兄那儿陆续得知一些佳音，其中包括被美国空中之声ICRT、正声电台、TVBS等节目推荐为"好书"，而且也因该书的出版而与《电子技术杂志》结缘，每月为之撰写专栏，我真为作者贺喜，毕竟皇天不负苦心人！

　　郭先生将人体视为一小宇宙，内含"物、身、心"三个层面，为尝试着透过认知，使每个人都能快乐、健康、美妙地终其一生而无怨无悔，故拟分别撰写一系列书籍来探索此三个领域。首本著作类属"物"，此书涵盖"身"领域，详细整合人体各种器官组织的功能及疾病的起因、预兆、疗法及实例介绍，将枯燥的医学知识加以口语化及生动化地描述，把浩瀚的中西医加以系统化整理及科学化解说。

　　尤其难能可贵的是，他提出了一套"人体侦测调整及维修系统"的"井穴端点"学说，并欲经由读者回函的整理研究，透过演绎、归纳法加以实证推广之，以解众生之苦。可预期的是，他所投注的心力非常庞大，但他却乐在其中，此种只求付出不畏辛苦所具之仁爱心怀及壮志足堪典范。

　　看过本书，你会拍案叫绝，其中所提的诸多理念也发人深省，甚至将可开启"物理医学"之门，相信这是读者们最大的福气，但愿读者不仅能详阅本书后躬亲力行还可恩泽亲友，但愿众生皆能向疾病说不，也祈愿天下无病痛，人人健康、快乐、美妙地度过一生！

愿众生无疾苦

郭庆堂

　　凡是具有对称性、次序性、对偶性排列的事物皆是美的，皆有其内涵的哲理，这是我一直深信不疑的定律。也基于"小孩子可溜滑梯"的美感，我一直以"人"为傲的同时，也一直在思考人为什么常会被那么多的疾病所折磨，遂一直尝试去探索人体潜能的奥秘，以解众生之苦。随着时空的演变，冥冥之中似乎有一只看不见的手牵引着我前进。

　　于是，由散发于龙山寺"十指放血急救中风"的实例报道传单，到古书"十井穴泄血以治中风"的记载，"井穴"位置的整理探索，对称性及系统性的排列发觉，诱使我产生美感，再进而做经络病例追踪、实证，发表"人体疾病侦测维修端点"的黑盒理论（见《电子技术杂志》），乃发现井穴疗法是人体与生俱来的潜能，是一种既简单又迅速且明确的测试方式，而且可调整人体的生理机能，发挥人体的免疫功能，进而防治疾病，修护病变。每想到这段经历的曲折，除了使我能知命、惜命外，更增添了对天地的崇敬、感恩与歌颂！

　　传统上，西医常被归属"化学医学"，由于化学反应常伴随一连串的方程式作为解说依据，故疾病常被分科、分门别类探讨。但是，人体细胞皆是电性血浆，电子上所具有的一些特性，如回路性、系统性、电磁性、对偶性等，在阐释人体病变时，绝非单纯化学式所能解说，故如能佐以物理及电子学说，将可为医学开创一片新的天地。

此外，人体是个小宇宙，是美的极致蜕化，是个完整的自动控制系统，一定兼具感测、能量转换、回馈等运作，所以人体的内脏特性也一定兼具对称性、对偶性、平衡性，故只要将人体潜能加以探索并发挥，病痛何足惧哉？

医学上常靠血液、尿液、心电图的分析来研判疾病，而所谓的病态值与正常值间常存有相当大范围的误差值，此乃因每个人犹如不同的化学工厂，而这就导致常人被判定为"患者"时，往往已是病症末期或已病入膏肓。而医生又往往采取对症下药，当患者疾苦解除后，患者也就视之为痊愈，不再继续对病因做系统研究只采取"对症治疗"。于是某些脏腑疾病遂化明为暗，转为慢性，深藏入体内，而人体就犹如不正常的机器般操作着，怎能不提早报废？

而井穴疗法却可帮助我们简单地及早发现疾病而无所谓的误差值，因为其判断乃源自于人体的免疫潜能。只要你每天花三分钟去测试手指足趾基部旁边穴位点，即可准确无比地测出你身体的健康状态，明白侦知六脏六腑的疾病轻重，兼可调解内分泌而祛病强身。既简单又迅速明确，百利而无一害，不会耗损无谓的金钱、时间，何乐而不为？

当然你必须给予人体能量（食物、空气、水分等），给予细胞时间（睡眠以再生）等以维持人体运作的基本要件，故书中另提出"七R养生论"及诸多养生治病妙招及防老、防癌之专文介绍，只愿读者皆能健康长寿且快乐地演出人生之戏码！

你好奇吗？那么就请打开本书慢慢地、细细地去品味吧！当你看完本书后，也别忘了将附录之读者回函寄出，我将与"中医华佗奖"得主江勤医师一起为你的健康贡献一分心力！

末了，要感谢诸位先进以推荐序为鼓励指导，使本书顺利付梓，衷心借此栏聊表满心的谢忱！

目录 Contents

第3篇　井穴治病

第4篇　呼吸内循环疾病

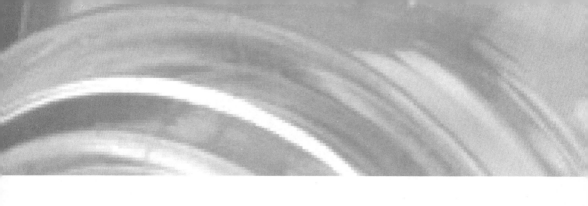

第8篇　能量疗法应用法则

第9篇　七R养生论

后记

第 *1* 篇

能量与生命

六脏六腑当然有其独立而且息息相关的电气回路，故其在生病时，其线路上一定潜藏着此变异的"痛感信号"，当然，此信号要被传递，其最终产物也一定须为电气信号，且在回路上，也只有在电流的交会点、节点上可作电压量测及波形观测供人们参考。

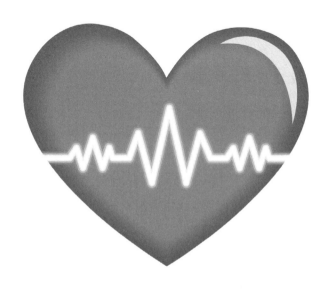

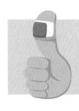

巧妙的人体潜能

人体，是美的极致。就拿骨骼来说，比任何机械手臂来得轻盈巧妙，却可以承受二十公斤的重量，而各感官内部结构之纤细、精密、复杂，更是令人叹为观止。人类，毫无疑问，是最适合生存于地球上的生物，是"万物之灵"，本身一定有其相当进化的"生存之道"。

由此可推知，人体一定拥有相当简单的方式可以迅速、灵敏且精确的感测、调节和维修的系统以避免生理上的伤害。

从物理的观点来看，任何物质都是由原子构成，内含电子，均具电性，例如人体的细胞就是一电性血浆，故探讨人体的疾病应离不开电学，任何活动的电子元件一定有其特殊的周遭环境，即定值的电压及电流。

不管何种先进的科技电子产品，其面板上，一定明显且整齐排列着各种旋钮、开关、按键，便于切换到不同的工作状态或重新调整至新工作点，避免产品被破坏。例如，电视机故障前常会有画面扭曲、声音不对的情况，此时我们可以很容易从控制旋钮的调整使其恢复正常；倘若我们不理会这些小毛病，内部的电子零件在不正常的运作下，会受到破坏，电视机的功用也就逐渐丧失了。

同理，当人体脏腑运作异常时，会感知痛苦，使脸孔扭曲、哭出声来，所以，"痛苦"本身代表的物理意义，即"变异量"（与正常值相比较）被侦测、传达出来。

六脏六腑当然有其独立而且息息相关的电气回路，故当生病时，在其线路上一定潜藏着此变异的"痛感信号"，当然，此信号要被传递，其最终产物也一定须为电气信号，且在回路上，也只有在电流的交会点、节点上可作电压量测及波形观测供人们参考。

人体的穴位点就是人体气流的交会节点，故所有的穴位点皆为其所汇集

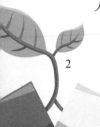

或流经之脏腑的各种工作状态及良好与否的反应点，其内部一定潜藏着疾病的变异信号，压按时，此种信号一定会沿着脊椎的神经纤维传达，而被大脑侦测出有"痛感"，此种压按时会出现"阿"叫声反射痛感点的穴位，中医上称之为"阿是穴"。

古人透过经验法则归纳，早已知道特殊穴位点之痛感代表的是何种病变，故中医常常压按前胸穴位作为判断疾病的依据。如患者期门穴出现痛感，即代表肝脏有病变；可惜的是，人体穴位繁多，连个小耳朵都有一百多处穴位，使人不胜其烦，失去兴趣。

而当你翻阅古书《医宗全鉴》卷六十四所编辑的针灸要诀上，却只选择三十六处穴位作为针灸治病点。而此三十六穴位大多是经络的始源点或终结点或转折交会点，是能量的汇集之处，也是疾病反应点、侦测点，最妙的是，给此端点信号（针灸之），它也兼具了修护人体病变的能力，这就是针灸治病的道理。

如果将经络学说详加整理，你将发觉，在脏腑对应十二经络，其始终点是对称的，整齐地排列于手指足趾底部之两旁凹陷的穴位点上。这合乎"最好的一定具有简单、对称、和谐的原则"。也就是说，每个人每天只要花费三五分钟玩玩"捏指头"的游戏，捏捏手指头、捏捏脚趾头，看那点出现痛感，查对一些反射经络，就可知道那个脏腑出了毛病。哈，这可不就是最简单而明确的身体健康检查法！

还不止这些呢！此穴位点远离脏腑，合乎针灸不过膝、肘的方针。如果你习惯于传统针灸术，你可以针对此穴位针灸来治病。由于你每天"捏指（趾）头"做了全身健身检查，必可及早发现病变，经由穴位点的激发，调节人体的机能而使免疫机能及早发挥功效，防治疾病！

如果你怕痛或怕留痕，不妨对痛点持续加以信号刺激，不管是针灸、烧艾、摩擦或现代的贴磁力绊以及本书所述的各种方法，都是给予穴位点"能量"，由于其是一侦测窗口，都会转换为一电气信号而使身体修护相关脏腑的病变，与针灸治病有异曲同工之妙。也就是说，捏指（趾）头游戏竟可以同时兼具检查、治疗疾病的功能。

现代人由于针灸会痛、烧艾（草）则会留痕，所以有所谓的长波疗法、磁疗法、贴绊（针灸绊、益力绊）法问世，皆是利用它们可和人体的生命能场α波共振，而达治病效果。现在已有人以激光照耳穴减肥、治病，在可预见的将来，激光照射手指足趾甲旁的井穴以达治病的功能将是可预期的，因为它没有任何缺点，但目前最简易而无副作用的治病法为按摩、意守、热敷、电吹或贴绊于井穴点。

且让我们一起翻阅本书，探测人体的潜能，一起"向疾病说不"吧！如果你仍对自己的健康状态有疑义，那么请将本书最后一页的纸上问诊寄回，我们将为你的健康贡献一分心力！

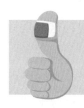

能量与生命体

能量是什么？简而言之，就是宇宙中的一种力量在空间行程的总和或累积量。

佛家在讨论宇宙观时，常用"时""方""势""速"四个名词。"时"代表的是时间；"方"代表的是空间；"势"代表的就是时空的状态；"速"指的即是物质在时间进行的过程中在空间位移的变化。

依照近代科学观，宇宙源起于大爆炸，而大爆炸的当时也就是时间的起点，没有空间的变化就无所谓的时间观，当然没有变化的时间就没有变化的空间，而"时势"即某一时间的空间状态。

也就是说，空间的位移对时间的变化率，我们称之为速度，若此变化率为定值，称为匀速，当此速度又依时间的进行产生变化时，其变化率称之为加速度，当甲物质以加速度在空间前进时，就产生了力，而若此力作用于乙物质，乙物质就会承受此作用力，相对地，乙物质亦会对甲物质产生反作用力。

要注意的一点观念就是，匀速运动的物质（体）并无所谓的"力"可言，唯有加速运动才能产生力，才有能量之作用。

此事实可以透过以下一个简单的"动作"感知：

竖起左手掌（摊开），握紧右拳向左手掌移动，若以匀速前进，当触及左掌时，左掌并未感知力道，但若改以加速度前进时，则可明显感知此力道。

依照爱因斯坦的相对论，物质本身可视为静止的能量源，当它在空间加速移动产生了力，而力沿着空间轴的总行程累积量称之为"能量"。当能量在空间传递时，空间被扭曲了，就产生了"波动"，如水面的波纹传递即为一例。

若一带电荷性之波动（电波）在空间移动时，在此垂直面上就会产生磁波，而磁波又可产生电波，于是形成一电磁波动在第三度空间上传递，当两个具有相同频率（即相同振动周期）及量子化（特定的能量差距）的能量在空间相遇或进入某系统就会形成力场相吸引，而成分子键相联结，多种分子键形成了物质，若此物质能量中含有能做时间运作的因子，就形成所谓的生命体。

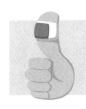

能量模式与现代医疗

宇宙中的总能量和为定值，故能量只能够改变其存在模式，而不能随意加以创造。

而能量的存在模式有哪几种呢？

由于物质从微观而言，其内电子是运动的，故亦可视为潜藏着能量称质能，当它运动时产生动能。

当它静止时，它受地心引力的能场吸引，有一向下加速的力道潜藏，故具有在其高低位置的势能。

在空间因温差产生分子之扩散作用，而产生热能。

两物质相碰撞时，具有高能量之分子会溢散掉，即摩擦能。

当两物质产生化学作用时所释放出之能量称为化学能。

电场内储存电能，磁场内储藏磁能。

光线内有光子故亦有光能。

当一种能量潜藏而须以某种能量加以导出时，称为致能或激发能。

而所有的能量都可视为一种波动：包括内在的及沿着空间进行的统称波动能。

将能量视为波动的一种重要应用就是分析声音（能）的波动形态，而由反相器产生反相波动（波形相反）与原声音含在一起，就可制造消音器或形成静音区。现代医学也开始分析各种病毒所形成之波动形态（波谱），并经由制造反向波动形成反病毒来消灭病毒。

也就是说，物质可以形成波动的传递，而组合波动亦可形成物质，证实了国父孙中山先生的"心物合一"论确有见地！

我们把这种能量模式运用在医疗上，可以简单地把它做一分类：现今的医疗法上，西医所用之西药，多属化学能治疗；而肿瘤的^{60}钴放射性照射及激光手术刀，属光能疗法；另外中医所配制之中药多属渐进的温和的质能疗法；而器官的移植与更换亦属质（变）能疗法；民俗的热敷属热能疗法；心理医师所采用之催眠及心理治疗，属念波能及激发能的领域；针灸与按摩穴道亦属激发能疗法；至于以作息改变来治病乃运用"系统能量转换后波动形态亦因之而变"的理念来消减病变。

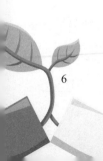

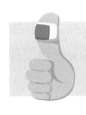

动能可以治病健身

糖尿病

我们常以"动能"来治病，一个典型的例子即是运动健身及治病。例如一个糖尿病患者常被医生告以"要多运动"，其理如下：

胰岛素是一种减少血中葡萄糖（血糖）的激素，细胞本身为一种电性血浆，许多功能（如催化酶的催化作用、信号传递等）都必须在特定的电离子浓度下才能完成。

也就是说正常的血糖值为定值，当血糖浓度增加时，由于人体是一微妙的平衡系统，会产生"减糖"需求，此时胰岛素的分泌就会增加，将多余血糖送至肝储存，以维持血糖浓度定值。反之，当血糖浓度减少时，就产生"增糖"需求，相对激素——抗胰岛素（增糖激素）就会激增，将肝中之血糖释放出来，使血液中糖质浓度正常。

若一个人血糖太低，即使抗胰岛素较缺乏，亦可借由食用米、面等主食，将成分中的淀粉经由唾液分解为葡萄糖，得以促进血糖浓度。只有在胰岛素缺乏之下，人类调节血糖浓度的功能才会丧失，引起血糖浓度太高，并在尿中排泄出来，因而产生病变，此即"糖尿病"。

当一个人运动时，血糖被大量氧化成ATP，释放出能量，血糖值会降低。此种"非常态"虽是暂时性的，但若持之以恒的长期运动（通常为三四个月后），细胞将会把这种"血糖值较低"的状态视为正常，产生减糖需求，于是细胞的胰岛素感受器就会增加，对胰岛素的灵敏度、亲和力也增加，就可减低对其依赖性而减轻病症。

换句话说，我们可借由长期运动达到改善体质的目的。因为运动可以产生"动能"，借由长期实施，让细胞将之视为常态，于是借由一新的时空状态需求，使人体为了调适，产生自然改变体质的过程。

但要牢记：必须长期运动。若只是短暂运动，细胞只是将之视为"非常态"处理，无法改变体质。当然为了降低抗力，任何空间的改变量及速度都必须是渐进式的，以免因反作用力而伤了自身。

鼻病

另外一个例子为鼻子过敏（病）的治疗。

众所周知，鼻病是一种顽固的疾病，不管是服抗生素、烧灼或过敏原的控制都无法根治，但是作者已有许多亲友借由长期的慢跑（少则三个月长则半年以上，每天约半小时）而治愈了。

其理同前，由于慢跑时需耗大量氧气，而氧气的通道为鼻子，由于长期的需要性而使鼻子的功能被激发，鼻病自然不药而愈。

控制体重

我们把同样的理念放在瘦身、增胖效果亦同。

当一个人的输入能量大于输出（消耗）能量时，人体就会变胖。反之，当一个人消耗能量大于输入之吸收能量时，人体会分解质量（脂肪）转为能量而减肥瘦身，但此时并未尽全功，唯有继续此种时空状态一段时间（三个月以上），细胞才能视之为常态，瘦身、增胖才能成功。

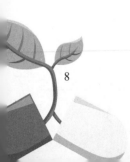

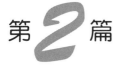

第2篇

能量疗法简介

　　由于能量疗法的种类繁多、不胜枚举，本篇将就作者所推荐的疗法，做个简单的说明。

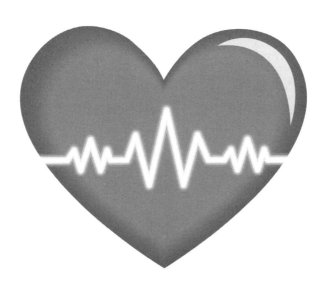

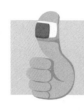

穴 道 疗 法

穴道位置及功能

人体的气血通道称经络，其交节点称穴道。有关穴道的理论、井穴位置及其治病疗法将于此后章节专门介绍。由于穴道太多，本书只就特殊穴道加以介绍，分别是：井穴、原穴、俞穴、募穴、郄穴、络穴、会穴。因其各有其不同的职司及功能，以下先分别就其名称等概略说明一下。

◎井穴

所谓井穴，乃"以水为喻，所出（进）为井"，亦即井穴位于十二经脉之始源点或终点。但血气绕行于十二经脉，永生不息，一个经脉的终点亦是另一经脉的源点，故不管源点或终点，井穴上汇集有最大的气血能量值，犹如位于一电子网络上的电源，其交节点上通常都汇聚最大的电流一样。它可作最佳（明显）的疾病侦测点，亦即人染患疾病时，触摸或压按相关的井穴可得最明显痛感。

◎原穴

"原"者，"初始"也，或曰"水所过之处为原"，原穴者为位于井穴附近之穴道，有经络电流经过。井穴多位于足趾、手指甲后旁侧，而原穴大都位于手足之腕、掌或其关节处，乃人体疾病之第一侦测站。其中最为人所熟知者为压按合谷穴（虎口凹陷处）可止牙痛，十分钟内立即出现效果；而心悸时压按神门穴也有速效。原穴之位置如图一。

◎俞穴

俗话说："新病求之俞"，皆位于背后。相传感冒乃"风邪"入侵，即

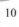

从背后的风门穴侵入，在感冒初始，立即压按风门穴可得适当疗效；而若打嗝或吐逆翻胃时，压按背后的膈俞穴可立即止住；儿童患尿床症，可在腰部的膀胱俞施灸或按摩加以治疗；时时按摩肾俞，可增强肾脏滤除毒素功能及强化性能力；当胃痉挛时，立即压按胃俞一至二分钟，胃痉挛会立即停止；腰痛初发时，立即摩擦患者之腰部、脊椎两旁侧一寸半处，由于触及大肠俞、小肠俞、肾俞等俞穴，可止住因大肠、小肠或肾病变引起之酸痛。

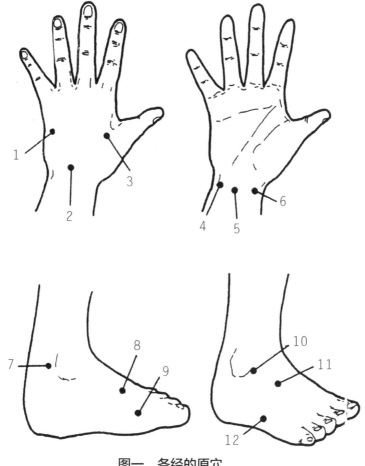

图一　各经的原穴

1 腕骨穴（小肠经）	4 神门穴（心经）	7 太溪穴（肾经）	10 丘墟穴（胆经）
2 阳池穴（三焦经）	5 大陵穴（心包经）	8 太冲穴（肝经）	11 冲阳穴（胃经）
3 合谷穴（大肠经）	6 太渊穴（肺经）	9 太白穴（脾经）	12 京骨穴（膀胱经）

所有俞穴皆分布在相关脏腑旁侧，都在脊柱神经旁。近代医学已证实，脊柱不正（包括弯曲、斜转、捻转），会引起颜面神经痛等各种神经病变及脏腑病变。而俞穴之治疗理论，定与脊柱神经之自动矫正有关。故"抬头挺胸、伸直脊柱"可防治诸多慢性病，以现代科学观之，绝对不是一句空泛的口号而已。

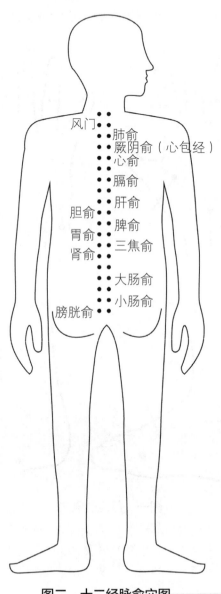

图二　十二经脉俞穴图

肺俞、厥阴俞、心俞、肝俞、胆俞、脾俞、胃俞、三焦俞、肾俞、大肠俞、小肠俞、膀胱俞各穴，顾名思义，分别为肺经、心包经、心经、肝经、胆经、脾经、胃经、三焦经、肾经、大肠经、小肠经、膀胱经等十二经脉的俞穴。

在各经脉病变的初发时节，会立即有痛感，可压按而测得病变并续而治之。由于染病初期，病气之汇集尚不充沛，故痛感并不十分明显，需心静方可感知。

此十二主要俞穴分别位于第三、四、五、九、十、十一、十二、十三、十四、十六、十八、十九之脊柱下方左右旁侧一寸半处，左右对称。至于前文提及之膈俞则位于第七脊柱下方左右旁侧一寸半处，其分布图如图二。

◎募穴

募穴者，募集病气之穴也。中医说："久病求之募（穴）"，也就是说，久病之后，病气从背后之俞穴转入前胸之募穴，当一个人在相关募穴发现痛结时，表示患病已久、已重。

此时亦可在相关俞穴发现痛感，但俞穴有痛感时，募穴不一定有痛感。也就是说，同时侦测相关俞穴、募穴，而求其是否有交集可判断病变究竟属初发或久积。如肝胆炎导致眼白青黄、疲倦不堪时，定可在前胸的期门穴、日月穴发现明显痛感，此时背后的肝俞、胆俞亦可发现痛感。

图三显示十二经脉的募穴点，也就是中医的侦测、诊疗点。中医常压按中府，察其有无痛感以侦测肺病、压按膻中以侦测心病、至于对期门穴施以磁疗或针灸以治肝病更是常有之事。

从图中我们可以看出，除了肺经募穴（中府穴）及大肠经募穴（天枢穴）各位于肺部及肚脐旁侧外，其余十经（心、肝、胃、脾、肾、胆、膀胱、心包、三焦、小肠）之募穴皆汇集于前胸中线及肋骨旁，呈小字排列。

除了肺经病变（如哮喘、鼻病）及大肠经病变（便秘）患者皆可感知，不需另行自我侦测外，我们可以每天用下列方法简易地侦测全身是否有脏腑病变。

能量疗法简介

沿胸部正中线及肋骨两旁摩擦，如发现有痛感之处，可核对图三找出相关脏腑病变，除了随时按揉反射痛点以减轻病情外，并可依后面章节所提的疗法加以治疗。

另外，十二经的募穴并不全位于本经上，见图可知。

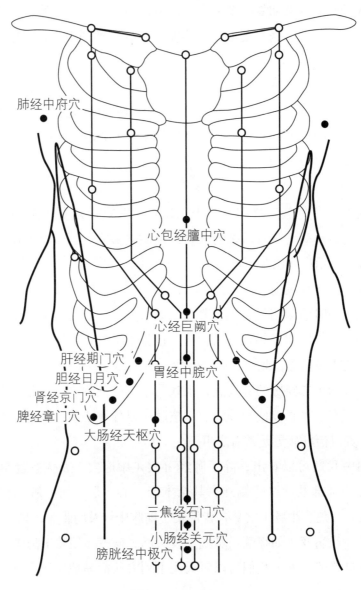

肺经中府穴

心包经膻中穴

心经巨阙穴

肝经期门穴
胆经日月穴
胃经中脘穴
肾经京门穴
脾经章门穴
大肠经天枢穴

三焦经石门穴
小肠经关元穴
膀胱经中极穴

图三　募穴位置图

◎郄穴

"郄"者,"隙"也,即空隙之处的穴道。"急病求之郄",就是说当患急性病或病情恶化时,气血含在相关经脉之郄穴处凝结成硬块,此时压按或针灸皆有奇效。十二经的郄穴名称、位置及相关急症如下。

肺经:孔最。位于手腕上内侧七寸,主治咯血。

大肠经:温溜。位于手腕后五寸,在阳溪穴与曲池穴之连线上,主治下痢。

胃经:梁丘。位于外膝眼,主治胃痉挛及急性胃病。

脾经:地机。位于膝下五寸、内踝上八寸处,主治痛经、崩漏、急性大肠炎等急症。(因脾主气血生化,故与出血症相关)

心经:阴郄。位于神门上五分处,主治心痛、心悸。

小肠经:养老。位于尺骨茎状突起的骨缝中,主治脑充血、耳鸣。

膀胱经:金门。位于足外踝下一寸,主治小儿惊风、热痉挛。

肾经:水泉。位于太溪穴(足内踝后跟骨上陷中)之下一寸处,主治下肢肌萎缩、足痛、生理痛。

心包经:郄门。位于手腕横纹上五寸处,主治心律不齐、心悸及心痛。

三焦经:会宗。位于支沟穴(腕后臂外三寸,两骨中间凹陷处)之外旁侧一寸处,主治耳聋。

胆经:外丘。位于足外踝上前七寸处,主治目疾(胆病变引起之黄眼症)。

肝经:中都。位于足内踝上七寸处。主治疝气、子宫出血甚或血崩。

有首歌如下:"郄是孔隙义,本是气血集,病症反应点,临床能救急。"确切点明了郄穴之意及功效。

◎络穴

络者,联络也,乃位于经脉另分支脉(又称络脉)之处,它联络表里之阴阳两经,既可治疗本经之病变,也可治疗相关经络之病变。

有首歌这么说:"络穴功用主沟通、表里上下用无穷,本经气血不够用，求之络穴气血行。"当经脉功能亢进时，会形成硬结或膨胀，功能低下时则凹陷，但病痛时皆有强烈压痛感，专治慢性病。

其主治症状与该经之井穴同，故不另介绍。以下只列出十二经脉的络穴名称及位置以供参考。

肺经：列缺（或称列欠）。位于手腕上桡侧上一寸五分处。

大肠经：偏厉。腕后三寸处。

胃经：丰隆。足外踝下八寸处。

脾经：公孙。位于足拇趾本节后一寸处。

心经：通里。位于心经原穴"神门"上面一寸处。

小肠经：支正。位于腕后五寸。

膀胱经：飞扬。位于足根部外踝骨上七寸。

肾经：大钟（或称太钟）。位于足内踝之后下方凹陷处。

心包经：内关。位于手腕横纹中点直上二寸处。

三焦经：外关。位于手腕后二寸中线上，与内关互相对立。

胆经：光明。位于足外踝尖直上五寸处。

肝经：蠡沟。位于足内踝上五寸处。

◎会穴

"会"者，"汇"也，汇集交会之义。中医以临床经验，将人体毛病大分为六脏（心、肝、脾、心包络、肾、肺）、六腑（胆、大肠、小肠、膀胱、胃、三焦）、血、气、筋、脉、骨、髓等八种病变，而综理出八个穴位。先将疾病依此大分为八类，再取其会穴侦测及针灸治疗，然后再配合其他穴位治疗，则疗效快速明显。

那就是，脏：章门穴，腕：中脘穴，气：膻中穴，血：膈俞穴，筋：阳陵穴，脉：太渊穴，骨：大抒穴，髓：绝骨穴。

本书之穴道治疗，以井穴为主，因其位置明确易寻，而且收效显著。为免穴道繁杂，使读者失去信心及兴趣，故对此不易搜寻之八大会穴不予详述，只供参考。

另外，文中所提之"寸"乃中医概念的"寸"，指的是中指同身寸，也就是将患者本人的中指弯曲时测其两端纹头中间的宽度为一寸，此乃因每个人身体的部位与其手指的宽度及长度有着特定的比例之故。

穴道信息探测

穴道信息探测简单地可分为：诊四海、压募穴、捏手足（测井穴）概说如下：

◎诊四海

中医认为人体内藏精、气、神。而精、气、神又为谷所生化，故将人身分为血海（精血之海）、气海、髓海（脑髓主神、髓海即神海）、谷海（胃谷之海），所以诊四海即诊断血海、气海、髓海、谷海所透露出之信息。

当人身染疾病时，在相关经络穴道上会反应病变、出现压痛感。而以"海"称之穴道，是指气能大量汇集之处，除直接压按，看是否有痛感外，可由其处气息的放射，以手靠近，由于手上布满各种感测器（包括温度、湿度等），故可遥感侦知。兹分述如下。

血海： 在肚脐以下之腹部，俗称气街或丹田。乃气汇集之处，亦为精血生化之处，由上往下共有下丹田穴、气海穴、石门穴、关元穴、中极穴、曲骨穴六穴。正常时呈温热适中之手感，若有过热感则系生殖系统发炎病变，若过凉则表示败肾、性冷淡及元气不足。人常言："以'丹田'之气发声唱歌。"此处"丹田"，即指气海穴而言，常常意守此处，可强精壮肾。

气海： 如图三所示，在两乳中间的穴道名曰膻中穴，乃全身之气体的吸纳反射点。当人气滞、气喘、咳嗽、肺炎等之肺病时会出现异常气感，由热凉胀麻可以分出病情。当有热感时，大多为肺炎、鼻炎；凉感时则大多为支气管扩张或是哮喘病；该处膨胀肿大且有刺麻感时，多系肺肿瘤或肺癌，无特殊感时为正常。

髓海： 在后脑部，由颈项人发际一寸凹陷处为风府穴，乃脑元神府。以手测之，温热适中为正统，若过热表其阳经太旺、阴经过虚、阴阳失调，若过凉则表气血亏损，毫无神采。

谷海：位于上腹部，如图三所示之中脘穴，在脐上四寸处，乃胃经募穴，消化系统之病变在此处会反射出来。以手靠近侦测时有凉感时多系胃寒；有热感时，多系胃炎、胃溃疡；若有麻刺感，则多系胃癌或脾脏癌。

另外要注意的一点，探测者与被测者最好不是同一人，否则当被测者本身病变时，由于兼为探测者，其手上之气息及气感皆有问题，当然无法正确侦知。

◎压募穴

如图三所示，募穴全部汇集于肺部、前胸直线、肋骨旁及肚脐旁。故可轻易寻找压按之，看哪个穴位点有痛感，则为相对经脉出了问题，再依下章井穴疗法内所述，找出经脉所对应之相关病变，之后再按后章节的疾病疗法寻求对应之道，以解病痛。

◎捏手足

在人的左右手各有六井穴，皆位于手指甲基部旁侧凹陷处，左右足趾亦有六井穴，捏手指足趾两旁侧井穴，检查有无痛感及其程度，三五分钟内当可自我诊测或帮人诊测出身体之病变及病情之轻重。

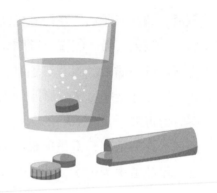

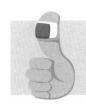

气 疗 法

增气法

前曾言及，人体内有生物电流会产生电磁场，此种能场通称为人体气场。在后章节将有详细的介绍，本章介绍如何增加"人气"的方法及透过"人气"对自己或患者加以治疗疾病。

◎尽量素食

子曰："行有余力，则以学文。"同理，若细胞每天只汲汲营营忙于营养的分解、吸收、排泄，则无法分出太多的能量转为人的气场来保卫身体。

由于蔬果本身的组织结构较肉类简单、纯净，人体细胞只需消耗最少的流程、时间去分解它们。也就是说，人体吸收蔬果较肉类来得轻松，较不需能量，更不易由动物肉体上所沾染之病变传染自身，因为有些病变并非"煮食"即可消灭的。

但为了求得足够的营养，作者所建议的素食是乳蛋素，也就是说，包括鸡蛋、牛奶在内的素食，因二者是便宜又健康的营养，应该常吃。

鸡蛋是最好的蛋白质来源，且含脂质、矿物质及维生素A、B、D、E、K。光是从一个鸡蛋可以孵出一只鸡，读者就可想到它几乎含有生命成长所需之所有营养成分，而且每天吃一二颗鸡蛋，在一个月后，人体本身会发生反馈作用，不仅不会增加体内胆固醇量，相反的，蛋内的卵磷脂可促进人体胆汁分泌，分解人体的胆固醇，减肥之外并有益于预防心脏血管病变。

牛奶的成分与人乳相似，除含各种成分外，它含有人体脑部细胞所需的一种主要养分：乳糖。若能每天服食一瓶牛奶，可增加不少精元，尤其若能于夜晚入睡前喝，更能有助于入睡并睡得安稳。对于养气健身而言，牛奶亦是不可或缺的食品。

此外，由于蔬果内含纤维素，可促进大肠蠕动，帮助废弃能量之排除，自然人体精足气爽，若再佐以"禅功"来增气，当可水到渠成了。

◎早睡早起并睡足

由于夜晚人体入睡一个半小时左右，脑垂体所分泌之生长激素达到最高值，此种激素是用来修补组织与骨骼、肌肉之生长的。

而夜晚十一时至凌晨二时，依据中医"子午流注"的理论，是胆经及肝经最旺盛时期，故若能于夜晚十时左右上床睡觉，并于早上五时左右起床，有益身体健康。利用"寅时肺经气血最旺，最适宜人们练功"的理论进行晨练则可事半功倍，有关睡眠的理论及如何拥有良好的睡眠方法，请参看拙著《一生无遗憾》一书。

◎心入禅境并实行禅坐、禅祷或禅卧以增气

所谓"禅"者，乃由"单示"合成。单者，单纯、单一也；示者，神识、精神也。即随时随地，培养那种"泰山崩于前而目不瞬"的胆识及心境。

凡事保持随缘的心态，面对任何事情，心境不要太过起伏，就不会耗损能量于不必要的烦忧上，也不会因为一些属于脉动（集中于短时间内发出之高能量）性的电性脉冲干扰了细胞的运作速度及秩序，自然可"集中"全部可用的能量于练功上。此处所谓的脉冲能，包括过度的烦忧、急躁、生气等。

至于所谓的禅坐，如图四所示。

选择幽静处，闭眼、塞上耳塞（或听而不闻）、呼吸、采自然微息态、闭口、脊柱挺立、盘腿（单盘或双盘皆可）、双手交握、大拇指相抵、置于胸前或膝上。

首先做深呼吸五分钟，此时口可打开，以使心情能宁静。

然后放松心情，不再胡思乱想（静心）、调整身躯于自然稳定状态，虽有麻、痒感等，亦不再蠕动，将心神集中于肚脐上，犹如以"心眼"观视该处，如此约二十分钟后，全身百骸和通，人气自然周旋于身体，可增强人体

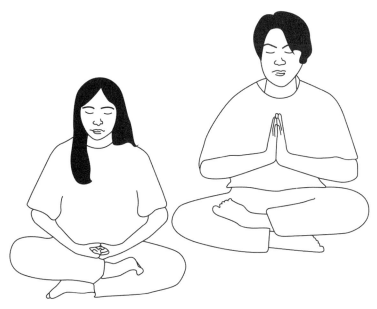

图四　禅坐

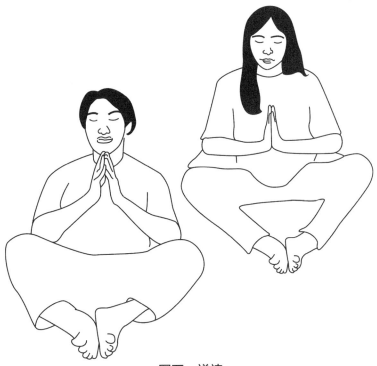

图五　禅祷

2 能量疗法简介

气能。

约四十分钟后，深呼吸吐出一口气，把盘腿打开，睁开双眼，双手摩擦生热后，抚拭眼眶、按摩手臂及双腿，若双腿于锻炼初期发麻，可兼以按摩方式消除腿之麻痛。

在禅坐的过程中，最常遇到的是由于心念浮动，难以入静，也就是说无法入禅。

故在禅定之前，可先以深呼吸方式代替平常的浅呼吸。也就是从鼻吸入一股气并想象同时从鼻子及肚脐引入此气，然后嘴巴张开吐出气后，闭眼把心识集中于呼吸的动作上，反复为之，过不了多久，即可让纷乱的心安静下来。务必记得，先入禅境（心专）后，才能使禅之功能发挥出来。

若不能盘坐者（如小儿麻痹患者）或对盘坐不能适应者，可改以禅祷。其势如图五，它与禅坐不同的是手脚的姿势，也就是说双手改为合十如祈祷状而放置于胸前（或垂置于膝上），屈膝成一弧度并使双脚五趾尽量自然并拢。切记以舒适、自然、稳定为原则，即使只能并合一二趾，也都会有生物电流流经两足趾之间，不足为虑，千万不可在意。因"在意"产生压力导致无法入静，就会使禅气之功效大打折扣了。

有一种改良式的方法，称禅眠。其姿势如图六，亦称禅卧。它与禅祷唯一的不同点，是为了避免地心引力对人体脊柱产生拉力作用，因而将坐姿改为卧姿。

此时身体在对称、协调、阻抗及张力最小的情况下，人体的内部气能波动（α波）将可获得放大，产生手脚快速振动的谐振现象。其振动频率为每分钟数百次，与打太极拳时自发的频率相同或为其亚频（振动频率为一半之波动称亚频波动）。其振幅会逐渐缩小，停止一小段时间后（数分钟）再度发生。

振动发生时全身舒畅，屈膝虽偶略有酸麻感，但会觉得十分受用亦可在空隙处垫物以求稳定，只要人体的遗传基因及脑部中枢正常，当做完禅卧后除了可立即缓解疲劳外，常做还可使人精力百倍，气能增强，防止疾病侵袭及治愈疾病，更是使人体潜能发挥的最佳方法。

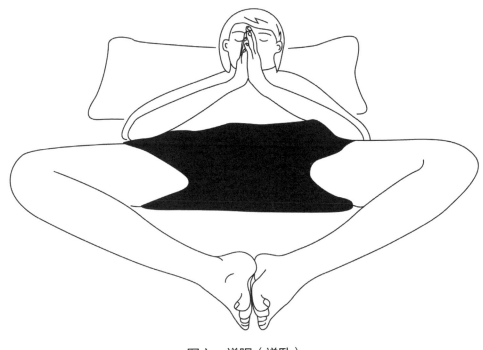

图六　禅眠（禅卧）

综合上述论点，将三种禅功的优缺点比较于下：

禅功	优　点	缺　点
禅坐	姿势稳定，可久坐	身体电气阻抗太大短期内无法自行发功
禅祷	姿势稳定性较禅坐差，但优于禅卧	身体电气阻抗虽已降低，但两脚分开没接通电气回路不易发功
禅卧	最舒服，且易发功效果最显著	太舒服，容易忘了练功而入睡，稳定性较差

气疗法之实施

平常，在禅功状态下，我们可将注意力集中于肚脐点或气海穴，如此能增强人气以健身。如果要以禅功来气疗疾病，就须依自我气疗或输气疗法分类而按下述方法来实施：

◎自我气疗

所谓自我气疗，即是在入禅状态下，以禅坐、禅祷或禅卧之姿势，将意气的能量集中于某个特定点，以达到健身祛病之功。此特定点又可分为眉心印堂穴（上丹田穴）、乳中膻中穴（中丹田穴）。脐下一寸半气海穴（下丹田穴）、涌泉穴、井穴或病痛点，又称作意守治病法。那么，应如何选择方可事半功倍呢？

上丹田穴适用于神志不佳或头部、喉部病变，此时守于此窍，能量很容易扩散及头胸；中丹田穴适用于胸部病变；下丹田穴适用于腹部脏腑病变及精气不足；足底前凹处涌泉穴适用于元神、精气皆不足时。如果已确认某脏腑病变，则可依下章所述之井穴点加以意守。当然如果病痛点相当明显，就意守该点，不出三五天，疾病必减轻或消于无形。

将能量集中于某特定点，佛家、道家称之为意守，而意守时的呼吸方式应为文息。"文"者，浅也，息者，息相也。当人行浅呼吸时，吸气时肚子凸出，呼气时反之，是曰文息，当人行深呼吸时，吸气时肚子凹下，呼气时凸出，是曰武息。

在入禅之前，由于心浮散，常无法入静，此时宜用深呼吸，并专注于呼吸上，就很易使心静下来。但入禅后，不管是在练功健身态、打通任督态或意守治病态，都应该转用浅呼吸。而且若日久打禅，呼吸现象将由风相、喘相、气相进入息相。

所谓风相，乃听闻鼻子有呼吸声。喘相是指虽没听到呼吸声，却呈气喘态、呼吸不通畅。气相，指呼吸虽无声并通畅，但呼吸如气流，不细微。息相乃指呼吸无声、通畅、气息微细绵长、若有若无。

智者大师在《释波罗蜜》第二卷记载："呼吸像风的人，心中一定散乱。呼吸像喘的人，心情结滞而不通畅。呼吸像气流的人，身心容易疲倦。只有守住微细的呼吸，心情才能宁静。"

在佛家的经典上常提及禅坐时舌要抵上颚，以承接任督气流。但在实际实施时，由于着意于此处致心无法放松，且舌尖上翘、产生张力，不自然以致无法持久。

笔者建议改为舌头自然平放，因为根据电子学，舌与上下颚间可视为存在分布电容，即使平放，也会由于电场之放射性，而有所谓的位移电流来接通任督二脉。打禅若经此改良，就会变得容易、舒适、自然、易持久了。

于是人体在轻松、自然状态下，将全部能量集中于意守处，会使该处之生物电流激增。也就是说，人体的守卫战士——白细胞将会群集于意守之处，可击溃聚于该处之病毒，或透过穴位"激能"及"调整"之方法来改变体质、修复病变。

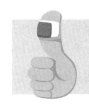

念 波 疗 法

一个波动是能量的扩散，念波是一种电性波动（电波）。电波为交流电性，其每秒振动的次数称为频率。电波是一种电磁波动，当频率高过特高频波（UHF）后，就转化为光线，靠光粒子及光能（电磁能）加以传播，其中包含紫外线、可见光、红外线。若光只含单一种频率，则称激光。更快的波动则化为穿透力甚强之射线。

人体气波之频谱（含各种不同频率及不同振幅之电波），分布在微波及红外线附近。打禅时之禅功，则具激光光波之特性，其电波分子相位相同，同步在空间传递能量，不会因距离而减弱；又具光粒子性，可将其能量聚焦，故可用之于自我治病。

一种波动能量要为某系统接收，一定要具备相同频谱（例如每个电话号码都是一种不同频率组成之频谱，但因其频率低，波动弱，故须靠电线传播），而且每种频率之分量振幅必须相同，或其每种频率分量值为该系统相同频率分量值之相同倍数，始为相同形态之电波。而意念可加于人体气场上，电学上称人体气波受思想波所调变（Modulation）。

如果某个系统要对某波动有所反应，除了必须具相同量化之频谱外，发射波动之功率也必须要强大到经空间的行程衰减后，仍能达到该系统之最低灵敏度，而且为避免错误反应，该波动所含的杂讯必须减至最小。

念波疗法是人体潜能的最奥妙疗法。又可分为自我治病疗（又称细胞对话疗）和为别人治病疗（又称爱心祷念法）。

细胞对话疗法

人体细胞本身就是个电脑，由于人气乃由人体所发生的，当我们生病时，若能发出"治病"的一种念波，则此种含念波之气能可为自体细胞所吸收、解码，细胞接收此"指令"能量后，会思索对策，以消除病痛。为了避免被杂讯干扰，心宜静，最好在禅定下为之。

若能在发功态（如禅卧发功）时为之更佳。由于发功时的波能属一种以谐振为要件之振荡能，可将能量作相当程度之放大，当人进入完全空灵境，则可将人体气能作无限制之放大。

举例言之，江先生因车祸，左趾受伤瘀血，走路也一跛一跛的。他以红药水擦净伤口后，在禅定下以心念着："三天内消除瘀血，左脚恢复正常。"每天实施此种细胞对话十五分钟。三天后，果然瘀血消失，左脚恢复正常，经过七天后左趾甲重新长出，原伤断之趾甲脱落。

当你头痛时，不妨静心后，自己重复念着或想着："头不痛、头不痛"，等到细胞找出头痛之因，思索出对策，头真的就会不痛。当你因天冷而发抖时，不妨重复念着："不冷、不冷。"要不了多长时间，你会觉得暖和多了。

此法，亦可用来改进皮肤肤色、治疗失眠、腰痛、性冷淡、阳痿、早泄、膀胱无力、频尿等症状。

细胞对话疗法又称潜意识疗法，在能量疗法上，是隶属波动能量疗法。

由于波动的能量被接收、解码、执行，需经一段流程，此种流程自需历经一段时间，故只适用于慢性病症；如遇胃出血、骨折、阑尾炎、发高烧等急症，由于缓不济急，须迅速就医以先除其苦，如止血、接骨、割盲肠、退烧后方能施用念波疗。

爱心祷念法

每个人都具有神志，此种神志即爱心。

而爱心之念波，是含多种频率之频谱，任何本于爱心的为自己或亲友治病的祷念叩应（Call in）后，会被解码，但念波的信息是否被执行，还须考虑以下要件。

念波够强：为了增强念波功率，必须经常打禅，增强气波功率后，念波方可被加于气波上而发射至远处为人体系统所侦知。

杂讯干扰少：为避免气波受生灵的杂讯干扰，想以爱心祷念治病者切不可杀生，尽量少吃荤腥，当然，如果能素食则更佳。

多行善事：爱心信息被解码后，祷念者及被祷念的人之人格将会被过滤。当然此人格包含此人在时空之旅上的总业绩（佛家称积业），所以我们应永持善心，行善事，为自己及亲友造善业。

有一天当你或亲友患病时，不妨试用爱心祷念法。施用爱心祷念法时，随处随时可为之，因地球空间只是一很小的空间差距，但为免波动受阻，最好在空旷地，双手合掌，虔心祷念，如能在禅功状态下为之更佳。

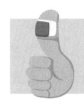

念波意守疗法

所谓念波意守法疗病，乃是运用细胞对话、禅功，再加上意守以达治病的方法。即在禅定前，先针对病症，设计出一种用于要求细胞改良病症的对话语句，在采用深呼吸入静时，一面用"心"专注地念着该对话以入禅境（一般约五至十分钟）。然后在禅功态下（禅坐、禅祷或禅卧）将心念转注凝视病痛点或相关脏腑的反射井穴，当可迅速见到疗效。

举例言之，若染患感冒，可选择细胞对话用语"驱逐风寒"，然后躺下成禅卧态，先做深呼吸五分钟并一直在心里念着："驱逐风寒……驱逐风寒……"

在对话之前，若只是咳嗽者，请先检查左右无名指甲旁后侧凹陷之三焦经井穴关冲穴（喉咙属于三焦系统之上焦），压按并比较痛感，选择左右较痛之指旁之关冲穴为守位点（图十一）。

经与细胞对话，在专注心情而入静禅定后，先将意念守于对应手指之关冲穴以治咳嗽，在禅功下施行二十分钟，若兼有流鼻涕或口腔内生痰，再改守少商穴约二十分钟，三天内可治愈感冒。

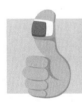

热 能 疗 法

所谓热能疗法乃是对患处给以热能，使细胞分子获得热能后转为动能，通过阻塞之经脉，而治疗病痛。另一种现象为病毒分子获得巨大热能之后，由于其内的电子跳跃至较高能阶的轨道上，而破坏其分子结构使病毒解体。

热能疗法最适用于气结不通、风湿、酸痛（腰、脚、手）、受寒、肿胀、流冷汗、腹泻或脊椎不正引起之神经痛等。对于发炎（如筋骨扭伤）、发烧等热症应先改以冰敷，等到发炎及发烧退后才改以热疗法。它又分为：

◎电吹法

对于瘀血乌青患者，可先用热毛巾沾湿患部，之后将吹风机开在热风位置，以近距离对准患处来回吹风，调整距离使患者至可忍受之最大程度为最佳治疗距离，大约经过十分钟后，必可消除乌青及肿胀。对于患有风湿性关节痛患者，亦可每天对患处以热吹风机吹风二十分钟，三天内必可见功效。

◎物熨法

将盐或葱、姜等物约二百克放在锅内炒热（葱、姜等请先捣碎），趁热用布包好，在患处先敷上热湿毛巾，然后以热包熨患处，当然热温以不可烫伤肌肤为原则，此法适用于腹痛、风湿痛、瘀肿、腰痛、流冷汗等症。

◎电熨法

对于背部酸痛、腰部酸痛或因脊椎不正所引起之神经痛（包括颜面三叉神经痛，手臂之桡骨、正中、尺骨神经痛及坐骨神经痛）可以电熨斗透过干毛巾对患者背酸或腰酸痛处来回推走，电熨斗要为可调式，热度要适度调节，以温热适中为原则。

如果是颜面神经痛，可沿着颈椎垂直上下推走；若手臂神经痛，则沿着颈支撑点大椎而下至胸椎来回推走；若属坐骨神经痛，则沿着坐骨脊椎推走。当然患者须俯卧、躺平，方能借由热能及垂直上下推走动作，以矫正脊椎弯曲所引起之神经痛，或者透过热能之传送打通经络以治背痛或腰酸。注意万万不可烫伤皮肤。

◎药熨法

将中药（或加酒）炒热或蒸煮后，以布包裹，热熨患者之痛处。最具代表性者，为跌打瘀伤者在发炎过后，常用药熨法来通经脉或用之治疗四肢酸麻或关节疼痛等疾病。

◎热水敷法

所谓热水敷法，是一种简单舒适的热熨法，乃以毛巾沾湿热水后敷于酸痛处或敷于脏腑病变相应之井穴位置上，以治相关脏腑病变。此法适用于害怕因针灸刺痛、艾草烧灼或压按穴道所引起痛感之患者。

◎艾灸法

以艾绒制成的艾柱或艾条，在特殊穴位上（井穴、募穴、俞穴）熏灸以治病的方法。其中以艾条灸较普遍。其法乃以点燃的艾条一端靠近穴位皮肤约三至四厘米，艾条可左右、前后旋转移动，并依患者的热感随时调整距离，要注意随时除掉灰烬，以免灼伤皮肤。

尤其针对糖尿病患者在艾灸隐白穴时（参见图十一），由于糖尿病患者缺乏胰岛素，钙离子浓度之调节失灵，影响细胞膜之渗透压，而导致神经递质之分泌失调，故引起神经病变，对痛感较迟钝。因此施艾灸疗法者应随时注意患者皮肤有无红肿烧伤迹象而调整艾条与穴位的间距，尽量不要留下"痕迹"，成为有痕灸。

另外，头部、脸部及邻近心脏、肺部、性器官等处之穴位，也应避免施艾，以免不慎而造成永久性伤害。

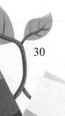

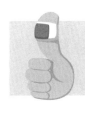

激发能疗法

　　所谓激发能或调整能疗法乃是穴道疗法之应用，乃针对特殊穴位加以针刺、泻血、热敷、按摩或贴绊，以"通知"细胞其相关脏腑出了问题，利用人体的自动反馈系统，调节内分泌及新陈代谢速度，以达到治病之功。

　　针刺：针灸乃针刺及艾灸的合称。此种治病针，较一般注射针软，又称毫针。中医师通常针对症状，选择穴位。例如治疗鼻病，针刺鼻端两旁之迎香穴，在针刺约十五分钟后，以手捻转针三四圈后，拔出毫针。针刺井穴更可得速效，如针刺少商穴可立即使哮喘患者止住哮喘。

　　泻血：所谓泻血或放血乃是将针刺穴道较深一些，然后挤出两三滴血液，以通知细胞继续调节内分泌以修复病变。如对少泽穴泻血可治白内障的记载，便屡见于古籍中。

　　热敷：此处仅指对穴道通过热水敷、吹风机热吹、艾灸等持续之热能传递，以激发人体潜能治病，详见前节。若对井穴为之，效果更佳。

　　按摩：按摩包括压按及摩擦。压按通常以大拇指对穴位为之，摩擦通常以手掌对特定皮肤为之，可治酸痛症并强化各种脏腑功能。

　　最常见为压按鼻沟人中穴可以急救抽筋；压按头部两侧之太阳穴以治头痛；压按位于两手虎口之合谷穴止牙痛；压按掌心之劳宫穴以安定精神；压按足三里可止住胃痉挛；压按膈俞可止住打嗝；常按摩乳部可美胸。当然，最简单而实用的乃是透过井穴按摩来达到治病之功。

　　贴绊：最近药房已有销售磁力绊（针灸绊或益力绊），可贴于阿是穴上，它除有早期的针灸效果外，还可与人体的能源波（α波）共振，快速地治疗病变。

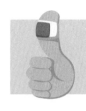

呼 吸 疗 法

呼吸疗法又称"六字功诀"，是根据呼吸吐纳原理编制而成的健身方法。乃用各种低频振荡之音波引起肝、心、肺、肾、脾及三焦之共振，将脏腑的有毒气能排出以治病的方法。

呼气时，以"嘘"字音型治肝病；以"呵"字音型治心病；以"呼"字音型治脾（胰）病；以"呬"（读音同"嘶"）字音型治肺病；以"吹"字音型治肾病；以"嘻"字音型保心境愉快并治肠胃毛病。

呼气时，切忌出声；吸气时，尽量吸足气。可针对病变类别，采不同之字诀治病。

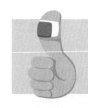

磁 疗 法

除了睡觉时头朝北脚朝南，以顺南北磁场可治慢性病外，市面亦有售磁振器，可置放穴位上，由其产生之磁场加于穴位上调整内脏机能来治病。例如置于期门穴上来治肝病，置于气海穴上来强化精元。

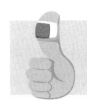

同　类　疗　法

　　所谓同类疗法即同类器官食补法，其理基于人体器官与动物器官因同属动物类，故其结构相近。例如市售之人体胰岛素乃是将猪、牛之胰岛素稍加改变而成，故有人喜欢吃食动物肝脏以补肝、吃心补心、喝血补血、食肺补肺、吃鞭补肾等。

　　但此种杀生灵以救自我的方法，除非是别无他法，否则并不为笔者所推荐。更何况肉类本身是一很好的"防护体"，烹煮并不见得能杀死原肉体病变。那么即使治好了原来病变，说不定动物肉体病变未完全消灭，以至染上了动物肉中所含的病变，那才真划不来呢！

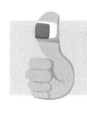

改　变　作　息

　　所谓改变作息，即改变原来觉得不顺的生活方式来治病。由于人体是很微妙的自动控制体，有很好的各种温度、压力、重量、位移等的感测器，所以在健康的维护上，请"跟着感觉走"。

　　如反酸时请少吃甜点；久未运动，觉得气不顺时请多运动；甚至诸事不顺时，办公桌布置、寝室或客厅布置不妨也改变一下，因为除了物质之波动能会影响人体外，空间存在不同的电波能、地磁的磁能、光能等各种能量都会影响人的生理。

借由改变不顺感的作息方式，对于维护人体健康、修护病变往往可建奇功；即使你不晓得是借由何种能场的改变改进了你的健康，也没关系，因为重要的是，你经由回馈作用修正了不顺感，回复了健康！

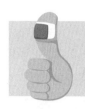

电 疗 法

所谓电疗法乃将微弱电压加于身体两侧，产生微弱电流以治病痛的方法。古代即有医生令患者一脚站在沙滩上（此脚等于接地），另一脚踩在电鳗上，靠电鳗所发之微弱电流来治身体病痛。

市面售有电疗器，乃将电极两端夹于两耳垂上，产生微弱电流刺激人体腺体分泌多巴胺，减轻痛苦，并可使人心情宁静，进入 α 态（即放松入静之潜能态、气功态）以达治病之功效。

在实用上可将两手及两侧视为正负两极，例如女性痛经，可闭目后由其朋友站立背后，以左右双手分别捏住患者之左右耳垂（左手捏左耳、右手捏右耳，如此两人之电极所生电能才不会互相抵消）。此时患者由于对方双手所生微弱电流（人体左右手端电压约五毫伏）将会刺激其体内分泌类似吗啡的激素，可起到减轻病苦，愉悦心情和安眠的效果，并启发潜能，发挥治病之功，当然患者自行用双手捏握耳垂亦可。

第 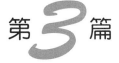 篇

井穴治病

电磁场是一种波动能量，就像投石入池所形成的水纹波动一样，只能以线纹来绘出其分布状态，而在这些人体能电场线纹的彼此交点上，形成了七个主要之交点，状如漩涡。

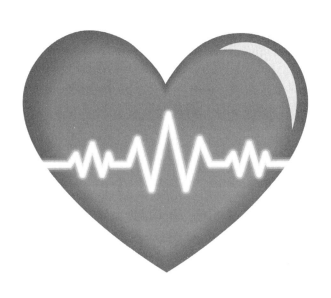

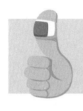

经络与穴道

何谓"穴道"？

人体为生物，亦由基本粒子（原子）构成，原子内有电子，电子流经人体时是谓人体之生物电流。当电流流经人体，会产生电场，而在其垂直横切面上会产生磁场，复在新生磁场的垂直横切面上又再引发新的电场，如此周而复始循环，就会产生一生生不息的电磁波动，向外辐射出去，此谓人体能电磁场。

由于人体有间隙会形成电容效应，可储藏电荷；大小肠等曲状物可形成电感效应，会感应产生磁场，所以人体能电磁场纵横交错，相当复杂，但其中重要者，为垂直或平行人体血流与骨骼生长之方向而向四周辐射的电磁场。电磁场是一种波动能量，就像投石入池所形成的水纹波动一样，只能以线纹来绘出其分布状态，而在这些人体能电场线纹的彼此交点上，形成了七个主要之交点，状如漩涡。

此七处交点亦即密宗所谓的"查克拉"，是由本迪脱博士加以命名的。此七处主要"查克拉"，正好沿着人体正中线分布，它们分别是位于百会穴、头部、咽喉、心脏、太阳丛、下腹部、下阴部（如图七）。人体的场能线纹在此重复迭交，犹如能量中心；其中一些交叉数较少之交点恰与中医学上的"穴位"相对应，而人体恰有三百六十五处主要穴位（道）。

总结说，穴位也就是人体场能线纹交叉之"交节点"，在电学上，此处只存在分布电阻，所以也是人体"电气阻抗"最低之点位，市售之穴位侦测按摩棒即依此原理设计而成。

何谓经络？由人体生物电流所形成的电流场、磁场，我们统称为人体气（血）场。此乃有别于人体血流通道，因为血流通道是人体死后方可解剖发现的，而气血场是由"流动"的电流所产生的。

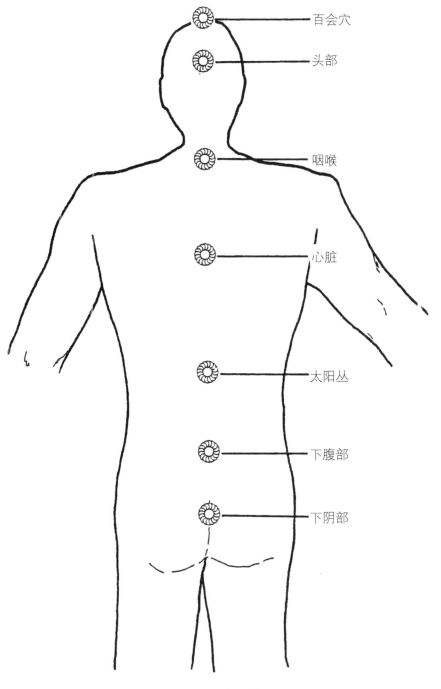

百会穴

头部

咽喉

心脏

太阳丛

下腹部

下阴部

图七　人体能量中心

3 井穴治病

唯有变化流动（其强弱依十二时辰而变化，称"子午流注"时钟）的血流才能感应生成变动的电磁场，人死后人体血液停止流动，就无变动电磁场，亦不具备人身气场。故要由西医解剖去找寻穴道与气场是徒劳无功的，亦是中医为什么往往被蒙上一层神秘的面纱，令人觉得难以深窥其奥秘之主因。

经脉，即为人体气血营运之通道，其纵向者称为经、横向者称络，只有人活着、气血运行，它才产生。

故明朝之李时珍才会在《奇经八脉考》中说："内景隧道，唯（内视）返观者能照察之。"此处内景，即为六脏六腑；隧道，指的是经络。人活着只能透过禅定时，在明心静性下的内觉方能"照察"得到，或在被针灸井穴而闭眼入静下由麻痒感之路线感测到。

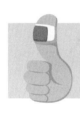

经脉走向及时辰

人体有十二正经八脉，人体内之六脏为心、肝、脾、肺、肾及心包络（提供心脏跳动之能源中心，自有气血经脉，在中医上又自成一脏，故称六脏），其功能为储、运等"被动性"功能。其主要内涵之物质具固定不变性，在中医上属阴，故又称阴经。

而六腑则是胃、大肠、小肠、胆、膀胱、三焦（内喉至颈称上焦、由颈至胸称中焦、胸下腹部称下焦，合称三焦），其主要功能为消化、传运、吸收、排泄等"主动性"功能。其主要内涵物质随着人体进食时辰而随时在变化，中医上属阳，故又称阳经。

妙的是阳经大部分布于手足外侧，照着阳光，俗称向阳；阴经大部分布于手足内侧，俗称向阴。当人体饮食后，经胃肠吸收、精气蒸发上升至肺，由肺始，如表一经遇十二正经后，营养六脏六腑及肢骸。

十二经脉，内始于腑脏，外终于四肢。阴经属脏络腑、阳经属腑络脏，行经手脚，各有阴、阳三经，即手脚各有六条阴阳经，总计十二条经，合称十二正经。它们分别被命名为手太阴肺经、手阳明大肠经、手厥阴心包经、手少阳三焦经、手少阴心经、手太阳小肠经及足太阴脾经、足厥阴肝经、足阳明胃经、足少阳胆经、足太阳膀胱经、足少阴肾经。

由其经脉名字，可知其大概位置及功能，如手太阳小肠经，知其沿手分布，在人体"外侧"（以立正时之状态区分内外侧。向"阳"部分，它与小肠之"消化主动"功能有关，若其不通畅会导致小肠相关之病变，它又经过眼睛，故与眼病有关。足少阴肾经沿脚部分布，在足之内侧向阴部分，除与肾之"过滤"被动功能有关外，若其功能不彰、气血阻塞、亦会导致肾脏相关之病变。

但中医之肾脏与西医之肾脏稍有不同，中医所谓的肾脏兼含"副肾"（肾上腺），是指广义的肾，并包含性与生殖等机能，所以如果一个人"败肾"，他就必须寻求足少阴肾经之穴位来加以治疗。

◎ 十二经

十二经为了方便起见，又被简称为肺经、大肠经、胃经、心包经、三焦经、心经、小肠经、脾经、肝经、胆经、膀胱经、肾经。

它们的起源点、主要走向及终点如图八至图十九所示。

3 井穴治病

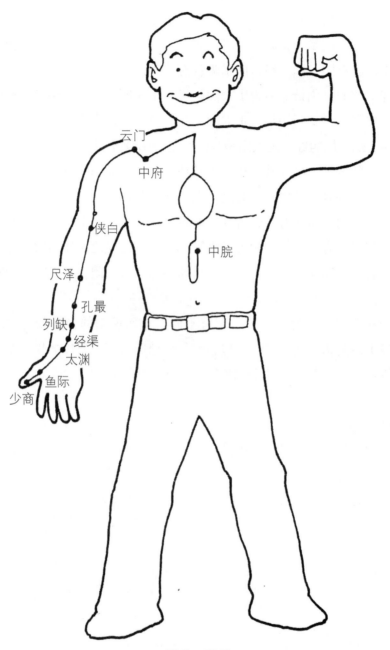

云门

中府

侠白

尺泽

孔最

列缺

经渠

太渊

鱼际

少商

中脘

图八　肺经

　　由胸部之肺始，上达食管、横出胸腋，沿手臂而下，直抵大拇指甲旁内后侧凹点少商穴止。反射呼吸系统疾病包括肺病、鼻病、喉炎的痛感，可治气喘咳嗽、咽喉肿痛、肺结核。

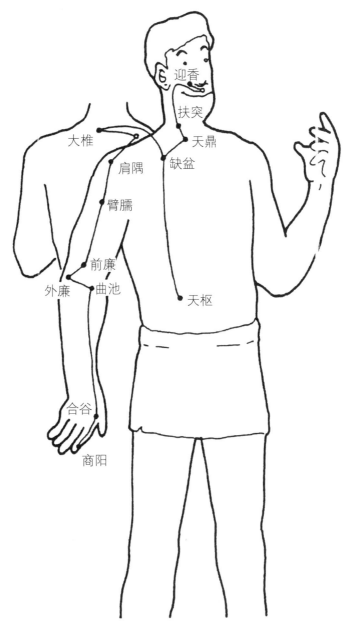

图九 大肠经

　　由示指甲旁外后侧之商阳穴始，沿手臂直上至肩部转至后颈项，再回前胸一分为二，一支上至鼻孔旁侧，另一支直下胸腹至大肠。反射大肠炎、头痛、牙痛的痛感，主治腹泻、便秘、牙痛、头痛。

3

井穴治病

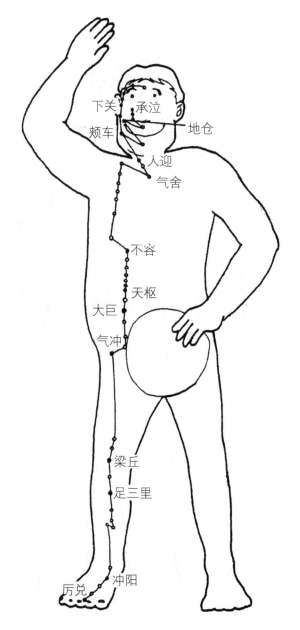

下关　承泣
颊车　　　地仓
人迎
气舍

不容

天枢

大巨
气冲

梁丘

足三里

冲阳
厉兑

图十　胃经

　　承接大肠经之气血，其中一支沿面部而上头顶，另一分支沿胸腹直下腿足，至第二趾甲外后侧凹点之厉兑穴止，再流注于脾经。反射胃病、失眠、消化不良的痛感，主治胃病、胃溃疡、失眠等。

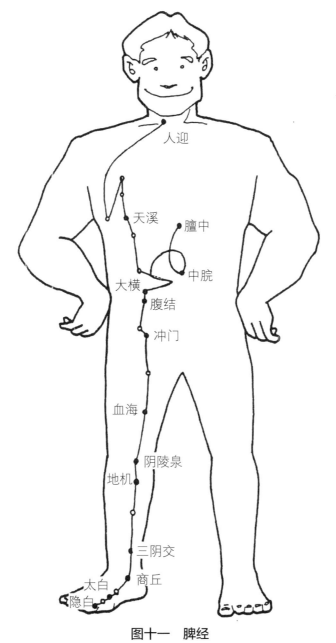

人迎

天溪　　　膻中

　　　中脘

大横

腹结

冲门

血海

阴陵泉

地机

三阴交

太白　商丘

隐白

图十一　脾经

　　始于足拇趾甲旁后侧凹点之隐白穴，沿大腿内侧上行、经过膝盖、其中一支到达胰脏、再流注心中转入心经，另一支则沿胸部到达腋下后再往上至颈部。反射胰病变（例如糖尿病）及气血疾病之痛感，主治糖尿病、脾气暴躁、痛经及各类失血。

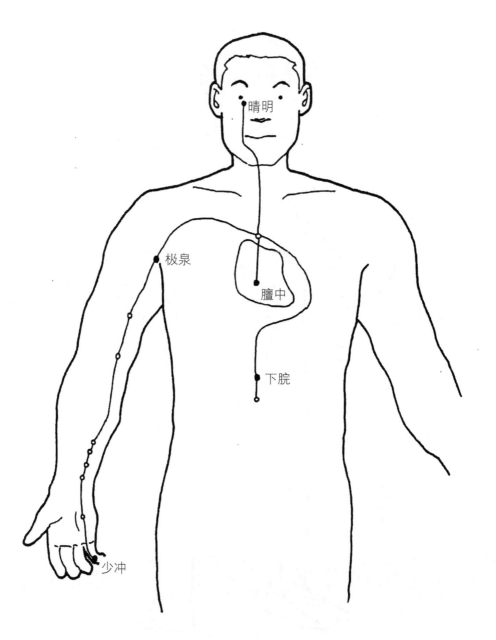

图十二　心经

　　起于心中上行至肺，其一支横出腋窝，沿手臂下行，直达手小指甲旁后侧凹点之少冲穴止，另一支沿胸部直下达阴交。反射心脏系统疾病、颜面神经痛的痛感，主治心悸、心痛、心烦、颜面神经痛。

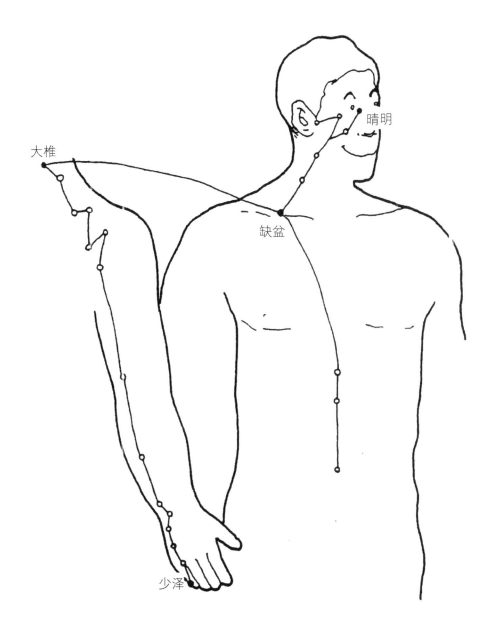

晴明

大椎

缺盆

少泽

图十三　小肠经

　　由小指指甲底部旁外侧凹点之少泽穴，沿手臂外侧后缘直上到颈部分为二，一支沿食管、胸腹至小肠，另一支则沿颈而上至脸部再细分为二，一支至耳、另一支则折至眼鼻梁侧。反射小肠及眼部疾病的痛感，主治小肠炎、白内障等眼疾。

3　井穴治病

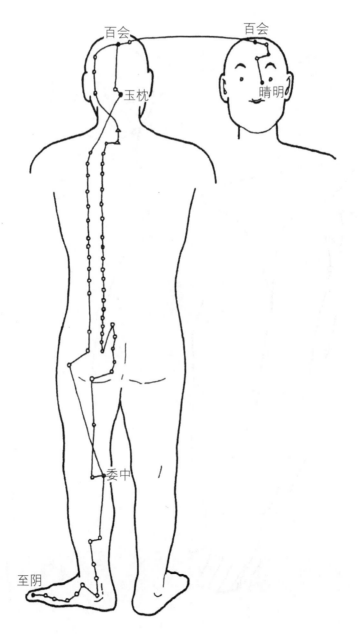

百会　　　　　　百会

玉枕　　　　　　晴明

委中

至阴

图十四　膀胱经

　　由眼角始，上行至头部后再一分为二，沿脊椎骨之侧下大腿至委中穴再下小腿直至足小趾甲旁外侧凹点之至阴穴止。反射肾脏、膀胱病变之痛感，主治膀胱无力、败肾。

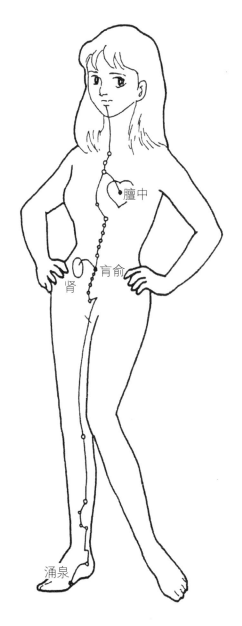

膻中

肓俞

肾

涌泉

图十五　肾经

　　由脚底前掌心下凹处之涌泉穴沿腿内侧上升于肺，其中一支沿胸部下至心中之膻中穴，再转注心包经，另一支沿颈而上达舌根部。反射生殖系统疾病的痛感，主治生殖系统病变包括淋病、阴部痛、妇科病及败肾、性激素缺乏等，另一说法为起源点在足第三趾外侧神力穴。

3 井穴治病

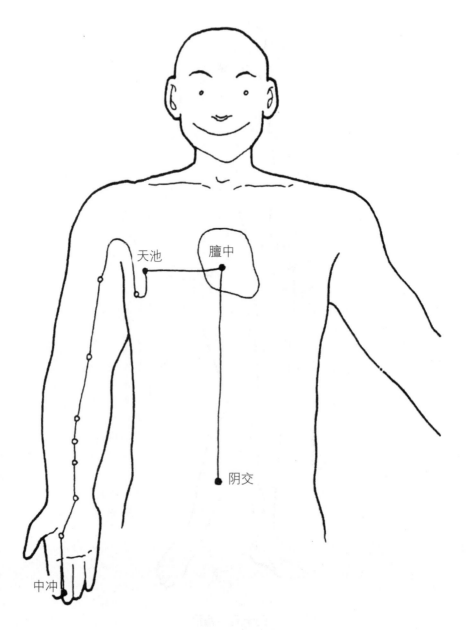

天池

膻中

阴交

中冲

图十六　心包经

　　起于胸中，一支下穿横膈膜、联络三焦，另一支上行腋下后，沿手臂中线至中指甲旁后侧凹之"中冲穴"止，此支脉在手掌中另分支流注于阴交穴。反射心脏病的痛感，主治心悸、心痛、心跳快速及高低血压。

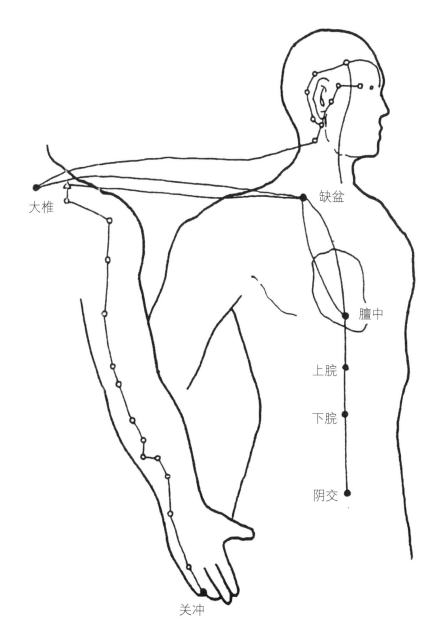

大椎

缺盆

膻中

上脘

下脘

阴交

关冲

图十七　三焦经

　　始于无名指指甲旁外后侧凹点之关冲穴，沿手臂、肩、颈项、耳后、耳前再接胆经。反射眼、耳、鼻喉病、神经痛之痛感，主治感冒、喉咙痛、咳嗽、眼疾、耳聋、神经痛。

3 井穴治病

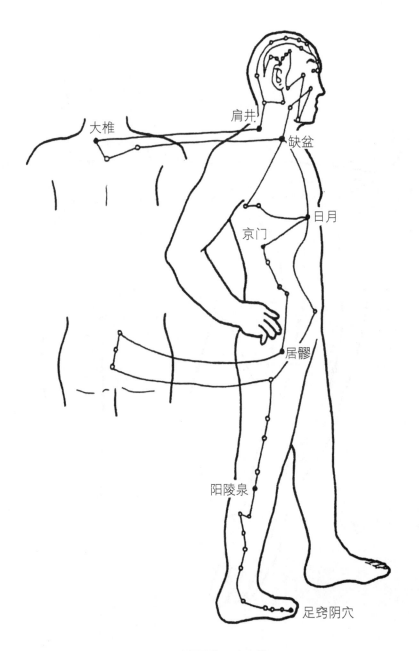

大椎　　　　　肩井　　　　　缺盆

日月

京门

居髎

阳陵泉

足窍阴穴

图十八　胆经

　　由眼睛旁之睛明穴起，沿脸下耳转至头部，再下肩部转至大椎穴后回前胸入肋骨再下达胆腑、沿胯股而下，至足第四趾甲外旁后侧凹点之足窍阴穴止，反射眼疾、颜面神经痛、胆病之痛感，主治黄疸、颜面神经痛、眼疾。

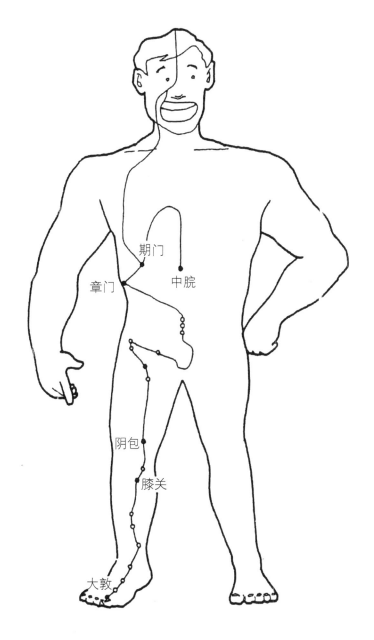

期门

中脘

章门

阴包

膝关

大敦

图十九　肝经

　　自大足趾甲外后侧凹点之大敦穴沿足、腿、阴部、肋骨尖端一分为二，其中一支沿颈上头部，另一支则转于肺经。反射肝病、头痛、阴部痛之痛感，主治肝病、头痛、月经失调。

十二经每天周而复始、往复循环一天达五十周。并依各时辰而有所兴旺（图二十）例如肺经旺于寅时，即凌晨三时至五时。

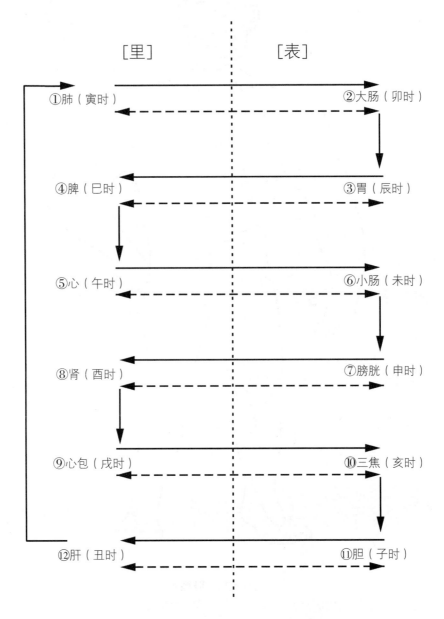

图二十　十二经脉流注方向与兴旺时辰

→单向箭头表流注方向

←---→双向箭头表络属或表里关系

◎八脉

十二经外另有八脉，乃指任脉、督脉、冲脉、带脉、阳维脉、阴维脉、阳跷脉、阴跷脉。其中较重要者为任督二脉及带脉，任脉督导全身六阴经、督脉督导全身六阳经，任督两脉皆沿身体中线分布。

任脉之"任"字，指人体阴脉之总任（统理）也；"督"者，人体阳脉之总督也。阴阳必相交，下则交于膀胱与肛门中间之会阴穴，上则交于唇间。

督脉由会阴穴始，沿着脊背上升至头项百会穴再下颜面至人中穴止，再转至上唇内侧（人中穴后侧）与任脉相会（图二十一）；任脉自唇内侧之龈交穴起，沿腹部中线直下至会阴穴止（图二十二）。

另有带脉者，乃沿腰围绕行一周，状如皮带，又与女子白带有关，故称带脉，主司（副）肾功能。

其他较为人忽视，主司联系或特殊功能者有冲脉及维脉、跷脉。

冲脉起于胞中（卵巢或睾丸所在处），至会阴，沿脐上行，至胸中而散开，俗称气街，乃人气汇集之"街道"，另与任脉合称太冲脉。

阴维脉沿着人体足内侧上行，维系全身阴血；阳维脉循足外侧上行，维系全身阳血。阳跷脉起于足后根，上行人于头部之风池穴，主司人体之步行举足；阴跷脉起于足内踝，上行至咽喉。

跷者，"桥"也，即"桥梁、沟通"之义，阴经是经由阴跷经相交、阳经则经由阳跷经相交。

至于经脉的重要性，我们则可由《灵枢经》上所谓："所以决生死、去百病、调虚实，不可不通。"而见诸一斑。所以在气功学上常谈论的一个重点就是"打通任督二脉"。读者可经由禅卧方法去梳理及打通经脉。

3 井穴治病

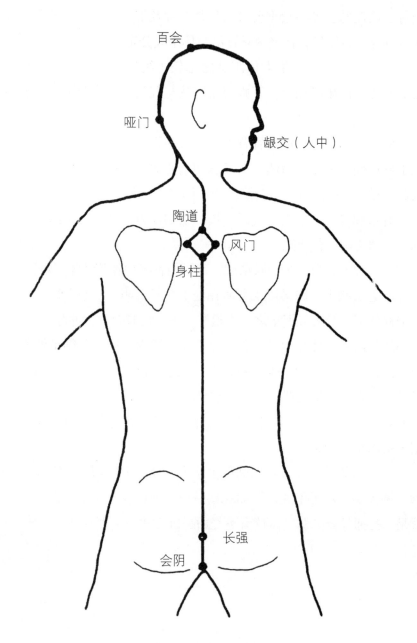

百会

哑门

龈交（人中）

陶道

风门

身柱

长强

会阴

图二十一　督脉及人中井穴

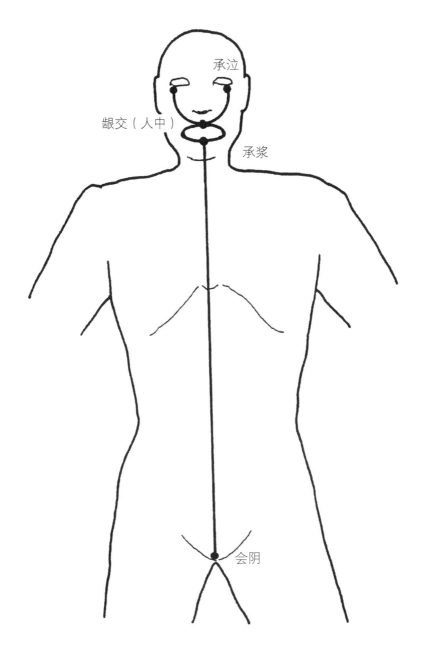

承泣

龈交（人中）

承浆

会阴

图二十二　任脉及会阴井穴

3　井穴治病

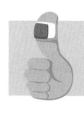

经脉流注之应用

在实际应用上，凌晨三时至五时肺经气血最旺，故最宜练气功。相对地，由于此时肺活量较大，患者较易因缺氧导致脑死，故据统计，寅时死亡人数最多，若在照顾患者时，特别要注意寅时之突发状况。

在早上五时至七时经过大肠经之兴旺气血吸纳整理废物后，在七时左右，排泄物积聚肛门，此时最易有便意，也最适宜大解。所以为了身体健康，也该养成早上七时许大解之习惯。

七时至九时是胃经气血最旺盛时期，若无食用食物，则胃所分泌之胃酸将磨蚀胃壁，故经常过夜生活或不吃早餐的人，胃机能都不佳。为了健康，早餐一定要吃，而且应以胃的主要消化食物淀粉为主，故早餐宜吃稀饭或豆浆，少吃肉类。

九时至十一时是脾经最兴旺时辰，故此时气血、精神最旺盛，最适宜读书、研究。但此时脾气亦最大，常常口干舌燥之人，最好不要于此时会客，以免乱发脾气而发生误会。

十一时至十三时为心经最旺盛期，此时心火最旺，故心脏不佳之人宜午睡，除可去心火外并可强心。由于接下来的气血通往小肠经，小肠主养分之吸纳，故午餐可吃得丰盛些。

十三时至十五时乃小肠经最旺盛期，由于气血齐聚于肠，头部缺氧，最昏沉，重要决策千万勿于此时定案。所以十二时半左右吃午餐是最佳时刻。

十五时至十七时是膀胱经最旺时期，故此时最易有尿意。膀胱无力者勿于此时演讲，否则若讲至一半突觉尿胀膀胱，那可真是扫兴。但若常在此时辰垫脚跟排尿，由于刺激了至阴穴，可强化膀胱，治尿频及强化泌尿、生殖系统。

十七时至十九时为肾经最旺盛时期，故黄昏入夜时，人的性欲最强，性能力最佳，早泄或败肾患者可选择于此时辰做爱。

十九时至二十一时，心包经最旺，患有心悸或高低血压患者在此时最易发作。切记发作时，宜急按压心包经之井穴：中冲穴，或者任脉之井穴：人中穴，并使心跳恢复正常。如伴有心绞痛则须再按压尾指心经之少冲穴。

二十一时至二十三时为三焦经气血最旺，感冒患者此时若能打禅且以心眼凝视喉结，可收宏大功效。

二十三时至凌晨二时为胆经、肝经最旺盛时辰，解毒功能最强，故此时宜在睡眠态，让激素分泌及细胞再生。而且经此时辰去除毒素后，你会觉得一觉醒来，神清气爽，此时口中的臭味（经肝分解之毒素由口排出）乃一天内最重的时刻，故早起一定要刷牙。

而由于大肠经通过合谷穴（虎口处），亦到达牙齿，故牙痛患者可按住合谷穴，十分钟内必可减轻或止住病痛。

此外，小肠经亦通过眼睛与鼻梁交会之睛明穴，故按摩睛明穴可强化视力，而小肠经之井穴为少泽穴，故少泽穴泻血可治白内障。此二穴每天刺激三十分钟，三个月后可减少近视约五十度。

当人无精打采时，可压按涌泉穴十分钟，必可涌出大量"生命泉水"，精神百倍；但若失眠时，按压此穴十分钟，则又能令身体产生暖意而入睡。

膀胱经通过背部十二脏腑之俞穴后到达头顶之百会穴，故头痛时若因十二脏腑病变所引起，按摩百会穴亦可消除之。

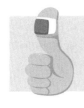

井穴治病穴位点

井穴，即阴阳经脉（包括任督二脉）之起源穴位或终点穴位，即穴"井"之意。按十二经脉循行路径，它们分别是肺经的少商穴（终点）、大

3 井穴治病

肠经之商阳穴（始点）、胃经之厉兑穴（终点）、脾经之隐白穴（始点）、心经之少冲穴（终点）、小肠经之少泽穴（始点）、膀胱经之至阴穴（终点）、肾经之涌泉穴（另一认为三趾旁神力穴）（始点）、心包经之中冲穴（终点）、三焦经之关冲穴（始点）、胆经之足窍阴穴（终点）及肝经之大敦穴（始点）。图二十三为分布于手之井穴位置图，图二十四则为分布于脚之井穴位置图。

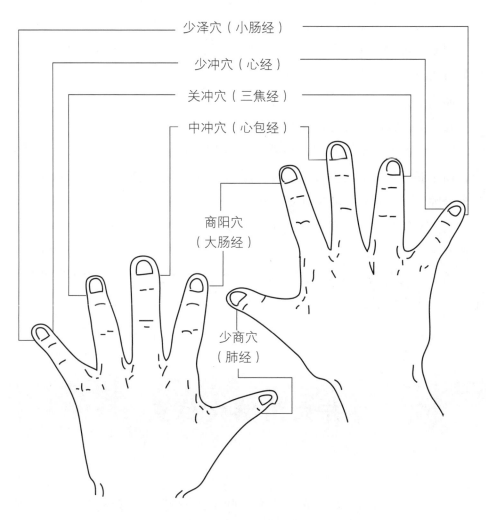

图二十三　手井穴图

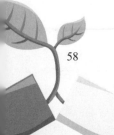

58

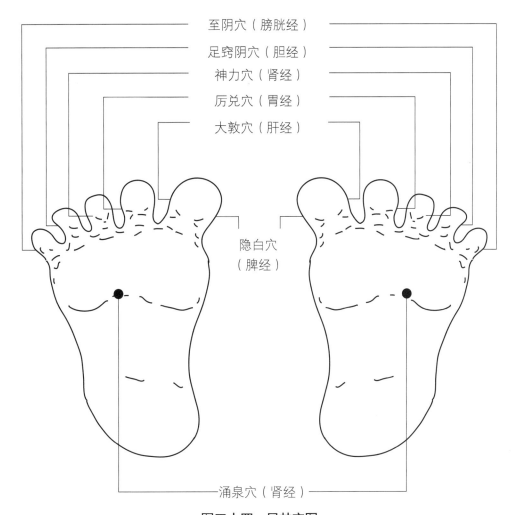

至阴穴（膀胱经）

足窍阴穴（胆经）

神力穴（肾经）

厉兑穴（胃经）

大敦穴（肝经）

隐白穴
（脾经）

涌泉穴（肾经）

图二十四　足井穴图

肾经井穴有二说，一为涌泉，一为神力。

　　人中穴乃位于鼻下唇上之凹槽处，龈交穴则位于上唇后背之相对位置，使用人中穴或龈交穴做井穴治疗时，其效果是相当的。由于人中穴较为人所熟知，故人中穴可视为任脉之井穴。而会阴穴则为任督二脉之始（终）点，故会阴穴亦可规为任脉之井穴。因为会阴穴乃诸"阴"经之交"会"也，放在系统上通常将其列属任脉而非督脉，另外任脉乃"任管"诸阴脉，而督脉乃"督导"诸阳脉。

3 井穴治病

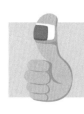

井穴治疗理论

由于经络乃是联结六脏六腑之气血通道，而诸多气血通道的交点处即为穴位（道）处，其物理特性就犹如电路学网络上各零件之相交点："节点"一样。节点上有来自各源流的电流，亦有最低的电阻值，若改变节点上各零件之阻值，则会影响整个系统的电流与电压变化。如果该系统是个自动化系统，在感测器上一定会感知这变化，而将该变化送回"反馈"（输出端送一信号回到输入端称为反馈）回路，此时系统会自动发挥调整的功能，而使其恢复正常之设定状态。

同理，若当脏腑的功能异常，或其电阻抗（气血道之曲度、宽窄等）发生变化时，汇流于穴节点上的人体生物电流也会发生变化。透过神经网络，此变化信息会传递至人脑中枢神经，感测到痛觉，并发出异常信号，进而在相关经络上传递。由于穴位恰位于交点，故会侦测感知并且潜藏着这信号。因此当生病时，若压按该处会出现痛感。且若此时在相关穴位加以针刺、艾烧、指压、按摩、意守、贴绊，或与细胞对话，产生反馈信号，人体就开始自动调整内分泌或细胞修补等工作。

由于人体穴位繁多，位置遍布全身，记忆、寻觅不便，而所有的井穴正是经络的井源。且更妙之处在于它们皆分布于手指、足趾的旁端或身体上十分显眼的部位（指涌泉穴）。犹如电视面板上之明显部分，设有各种调整按钮，以控制其色彩、音量、亮度、接收频道等功能。当人以手调整或以波能遥控时，电视机会改变接收状态。此外，它也潜藏着各种微调旋钮于表面或内部，以修正电子零件的些许不良、损伤或数值上之些许变化（但需在容许之误差范围内）。

同理，只要找到人体微调旋钮，即可随时做修补调整之工作。而井穴就是人体潜能的微调旋钮，井穴疗法就是人体微调治病法。

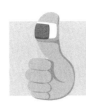

科学依据及实例

英国的生理学家亨利赫特实验证实，当人体组织及内脏异常时，会透过与脊髓、脑部有密切关联的神经而引起肌肉及皮肤上的各种变化。

各种科学实验也已证实，在身体表面的某部位给予刺激，刺激即会传至脊髓或脑神经中枢，并由该处再反射至相关的内脏或其他组织，产生各种知觉运动，且心肺气血等循环系统及内分泌都会随之发生变化。此即以针灸、艾烧、意守、按摩、贴绊、热吹（熨）法来治病之理论基础。

古籍即有"十井穴泻血以治中风"的记载。今之医书更不乏诸如"针灸少商穴以治疗或急救哮喘等肺部病变"的实例报告及记载，压按中冲穴或少冲穴的急救心脏病痛亦为人所熟知，压按涌泉穴可强肾健身、涌出生命之泉、兼可治冷症及性冷淡也在民间流传着。

当人脾气大易怒、虚火上升导致口干舌燥时，压按隐白穴十分钟立刻使人心平气和。更是容易生气的人所必须熟记的技巧，因为生气除伤身外，也会导致人际关系的恶化，为智者所不取。

此外，若人体发生病变，在与其相关的经络穴位上（尤其是井穴）压按或摩擦会侦测到痛感也被广泛地记载下来。只是并不见得每个中医师用的都是井穴，疗效没有十分迅速及明确罢了。井穴疗法，其实只是中医上"穴道治病"的菁华，不是我的发明，是人体的潜能发现。

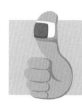

井 穴 疗 法

读者可先依照染患病变的种类将之归类，以找出是哪个经络系统故障。

如心痛属心系（经）；喉痛属三焦系（经）之上焦；肝病属肝系（经）；脾气大、糖尿病、痛经等属脾系（经）（中医上之脾乃是气血生化之源，应是西医之胰脏）；胃病属胃系（经），或者依以下章节找出对应之井穴。此时可先以手指试压之，由于井穴属最敏感的反射点，故轻按之即会发觉有痛感，而且病变处（如胃肠等）也连动的出现酸或刺痛感，那表示你找对了点。同时痛感的程度，也与病情的轻重成正比。

另外，脏腑本身有左右侧，故反射井穴亦有可能在左右手足。而且脏腑本身具系统性，一边病变通常也会导致另一边病变，而兼有左右反射点，故请左右一起压按试之，通常一边会较痛，另一边较不痛。

如果你不知身体的哪种器官病变，只觉不舒服，只要试着以手指轻按十个指头及趾头的两后侧凹陷处，必可发现十二个井穴中至少有一个出现痛感（若诸病缠身，则会有数个反射井穴点出现痛感），你就找对了身体潜藏的治病点，然后再选择下列所介绍的其中一种方法实施。

压痛感（压按处及相关脏腑）会逐渐增加至峰点再减弱，而疾病也会逐渐减弱或消失。如果是初发症（如拉肚子或头痛等），二十分钟足矣；如果是如肝病、胃痛等属经年累月所积之病变，则需长期为之（肝病约需一个月），但不限时辰及次数。除非你已病入膏肓，需动手术更换脏腑，否则随着时间的进展，当你再度侦测井穴点时，你将会发觉压痛感已逐渐减弱或消失，疾病也减轻或痊愈了。

在上篇已介绍穴道疗法，针对井穴，此处再详细叙之如下：

◎意守法：所谓意守法即是把意念"安放"于病痛之相关井穴点上。由于意守法最容易在分心下失去功效，故需在放松、安静、自然下为之，当然最好是在禅坐或禅卧下意守井穴点。如病起突然，无适当地点可坐禅，可如下为之：闭眼后双手合十、自然挺立、双脚挺直、将心念附着于相关井穴上，也就是以"心眼"观想该处。

◎**指压法**：指压法为最简便的方法，即以自己或他人的手指压按病痛井穴点。由于压按时井穴会产生刺痛感（不同于那种由于大力压按所产生之压迫痛感）并反射至相关脏腑，做法上可采用拇指与示指同时压按相关井穴的指甲两侧。

◎**拇指侧揉法**：由于肺主导呼吸，而拇指指甲旁内侧的少商穴经科学实验证实是人体气场输出最强之处，由于其为肺经之井穴，故若肺系统病变，患者可以两拇指旁侧少商穴对揉的方式来治疗病痛。若你是医生，就以自己的拇指旁侧去摩擦患者之少商穴。其他系统病变，就以拇指旁侧揉摩相关井穴即可自我治病，由于此法兼具气疗法，故疗效较佳。

◎**针刺法**：在市面上可以买到用来针刺之毫针。此种针较细，故称毫针。又经杀菌处理，是属无菌针。患者可对相关经络之井穴刺入毫针，三四分钟后捻转毫针三四次即可。

◎**艾烧法**：将艾草制成艾绒（亦有制成棒状者），放在井穴旁点火燃烧，此种热能将由井穴传至脑中枢而治病，但由于怕烫伤，较少采用。亦有以香烟代替艾草者，因为基本上它是要以热能透过井穴来治病，所以也有采用热（水）敷法者。

◎**气输法**：对于一些练有气功者或本身气感较强者可对患者采用气输法：运气于手掌心或拇指，然后将手掌心或拇指靠近患者穴道约半厘米处，此乃藉气能透过井穴传导疗病信号。施行者本身气感是否较强可做下法判断：将双掌靠近相对竖立，双掌快速前后移动，若觉两掌之间有一甚大之气场吸力者乃气强者，则可采用气输法。

◎**与细胞对话法**：找出井穴，摊开相关之手指或脚趾，然后将无关的那只手掌竖起（例如泻肚反射痛感在右手之小肠经少泽穴处则竖起左手），置于井穴旁，前后移动手掌，然后与自己的细胞对话："消除病痛，回复从前健康。"连续念十分钟，即可见效。此乃以意气传达疗病信息。

此外，意守法及与细胞对话法除可针对井穴为之外，亦可针对患处为之。

3 井穴治病

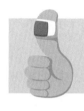

井穴与相关病变

为了方便读者更容易以实验来检验真理，仅列出井穴位置与相关病变以供参考：

◎**少商穴**：大拇指内旁后侧凹陷处。肺经井穴，主治肺系毛病，诸如肺病、鼻炎（流鼻涕）、哮喘、呼吸微弱、窒息、缺氧昏迷、感冒。如感冒症状除流鼻涕外并发喉痛咳嗽，则需兼按摩三焦经之关冲穴。也就是说，感冒时只流鼻涕则只按少商穴，如扁桃腺发炎则须兼按关冲穴。

◎**商阳穴**：示指指甲旁后侧凹陷处，靠大拇指指边。大肠经井穴，主治大肠炎、便秘。如系腹痛，须先比较少泽穴（小肠系井穴）之痛感以找到正确井穴。拉肚子是少泽、便秘是商阳。

◎**中冲穴**：中指甲旁靠示指旁后侧凹陷处。心包经井穴，主治心痛、心烦、心病、目黄、狂笑、掌心炎热、腋窝肿胀及高低血压。如系心痛，请一并测试心经井穴少冲穴。

◎**关冲穴**：环指甲外旁后侧凹陷处。三焦经井穴，主治感冒发烧、喉痛、咳嗽、头痛等上焦病变，亦可治颈椎变形。

◎**少冲穴**：小指指甲内后侧凹陷处。为心经井穴，主治心跳太快（心悸）、心病。心脏病发病时可迅速压按此穴，如心悸，可兼试督脉井穴人中穴，必有一穴位可获速效，使心跳恢复正常。

◎**少泽穴**：小指甲外旁后侧凹陷处。小肠经井穴，可治小肠炎（腹泻）。由于此经亦上行至眼角旁之睛明穴，亦可用来治白内障。此时若采针刺少泽穴（不必用毫针）见血数滴，疗效更显著。

◎**隐白穴**：脚拇趾内后侧凹陷处。脾经井穴，治脾气不佳、焦虑、紧张、暴躁、脚冰冷、口干舌燥。因脾管气血生化，故亦可治失血病，如咯血、吐血、鼻出血、胃出血、子宫出血、直肠出血等出血症。另可治糖尿病及痛经。

◎**大敦穴**：足拇趾外后侧凹陷处。肝经井穴，可治疗肝病及夜尿频多（肝肾功能不佳），因其经大腿内侧，故亦可治大腿内侧之疼痛。

◎**厉兑穴**：足次趾外旁后侧凹陷处。胃经井穴，可治胃病、胃痛、消化不良，由于胃主消化，若功能不佳会导致血糖（血中葡萄糖）浓度不足而引起失眠症（睡眠时，人脑部仍在学习记忆白天所经历之事，而葡萄糖是脑部细胞能用的唯一种营养，导致胃病者常失眠），故此穴亦可兼治失眠。

◎**足窍阴穴**：足第四趾甲外旁后侧凹陷处。胆经井穴，可治胆囊疾病（患者音调高昂、眼中无光彩、吐酸苦之黄水、舌苔黄腻、面无光彩。）因为此经脉通过身体侧面亦可治身侧痛感，胆囊乃储肝所分泌之胆汁、解毒兼消化，亦与血糖浓度有关。若胆经病变亦会引起失眠，故此穴亦可治失眠。

◎**至阴穴**：足小趾外旁后侧凹陷处。膀胱经井穴，主治膀胱无力、小便不畅、夜尿频多、失眠（夜尿会导致失眠）。由于此经通过身体背部各脏腑之俞穴，俗曰："新病求之俞。"故亦可能导致其他毛病。若你在其他井穴找不到疼痛之反射穴点，可一试此穴。俗话说得好："垫脚跟小便可强肾。"乃因垫脚跟时刺激了至阴穴之故。

◎**涌泉穴**：它位于足底前掌拱起之凹陷处（蜷足时）。乃肾经井穴（另一说为足中趾旁之神力穴），可治手足冰冷之失眠、肾虚、妇科疾病。

由于睡眠相当重要，却又可能由胃、胆、肝、膀胱等经病变而引起失眠，故失眠时请将各井穴先捏按一次，以确定正确反射井穴，即反射痛感最强之穴位点。

此外头痛亦起因复杂，如脏腑病变引起，则需将十二井穴全部捏按后方可以确定是哪一经脉病变所引起，再采取井穴疗法。

◎**人中穴**：人中穴可视为督脉之井穴，它可恢复人体一切不正常之脉动，包括晕车（船、飞机）抽筋、热痉挛、癫痫、性交猝死、昏眩、心动过速、出血。当你面临上述状况时迅速急按此穴，注意此时只适宜压按法，因人中穴可复始"气神"。

◎**会阴穴**：会阴穴可视为任脉之井穴，重按时可避免男子在性兴奋临界时失精，此时精液会反射逆流回膀胱，可防止精失，乃古代避孕法之一。亦即会阴穴可恢复"元神"。妙的是，轻抚会阴穴，可激发性欲、治疗性冷淡。

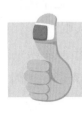

井穴对偶性及应用

对偶，是指彼此互相反衬对应而维持平衡的运作关系。如手足对偶、首尾对偶、内外对偶、输入输出对偶、增减对偶等。下表为井穴之对偶关系。

经络名	井穴位置	特征	对偶经络	井穴位置	特征
肺经	手拇指内侧	气体输入	膀胱经	足小趾外侧	液体输出
大肠经	手示指内侧	小肠输出口	胆经	足第四趾外侧	小肠输入口
心包经	手中指内侧	分泌心素减压，并控制心跳	肾经	足中趾外侧	分泌肾素增压，并控制性能力
三焦经	手环指	养分流经处	胃经	足第二趾	养分停泊处
心经	手小指内侧	动能产生中心	肝经	足拇趾外侧	废能处理中心
小肠经	手小指外侧	酵素处理中心	脾经	足拇趾内侧	酵素产生中心

由其相关位置及作用表现之对偶性，我们可以更加肯定井穴的相关理论基础。其应用之一为使用对偶性来说明心、肾之对偶功能：心包分泌心房钠尿肽，产生减压效果；肾上腺（副肾）分泌肾上腺皮质激素，产生增压效果，两者使人体血压维持平衡。

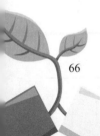

同理，中冲穴与涌泉穴常同时有刺痛感，因心包经病变会导致肾经病变，隐白穴与少泽穴也常同时出现刺痛感。故若出现对偶性病变时，须同时治之，并按压井穴比较其痛感程度，以较痛者为主治之穴位。当某一经络功能加强时，另一对偶经络功能也会加强，而使压痛感逐渐减弱。

于是，你就明白，为什么有心包经通过的手心劳宫穴可以急救心脏病、安定心神，而足心之涌泉穴则可视需要使你"精神百倍"或"沉沉入睡"了！

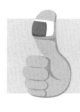

子午流注与井穴疗法

在第一节中曾阐述人体有所谓的"气血兴旺、时辰有别"之生理时钟。其实万物都有生理时钟，地球生物都是二十四小时左右。举例言，芍药花于上午七时开花、牵牛花在凌晨四时开花、夜来香于晚八时开花。人体十二经脉的气血循行在十二时辰中，亦各有兴衰的时候，此即"子午流注"之理论。

在图二十中有标出，按十二经循行路线，一条经脉旺一个时辰，也就是说，肺经旺于寅时（凌晨三时至五时）、大肠经旺于卯时（上午五时至七时）、胃经旺于辰时（上午七时至九时）、脾经旺于巳时（上午九时至十一时）、心经旺于午时（上午十一时至下午十三时）、小肠经旺于未时（下午十三时至十五时）、膀胱经旺于申时（下午十四时至十七时）、肾经旺于酉时（晚十七时至十九时）、心包经旺于戌时（晚十九时至二十一时）、三焦经旺于亥时（晚二十一时至二十三时）、胆经旺于子时（晚二十三时至凌晨一时）、肝经旺于丑时（凌晨一时至三时）。

人体生理时钟的井穴应用就是，若能在该经兴旺时辰实行井穴疗法，则可立竿见影，获至速效。例如在寅时针刺或压按肺经井穴少商穴，可急救哮喘病；在酉时压按肾经之涌泉穴，可治手脚冰冷使全身发热并治败肾；在申时刺激至阴穴可强化泌尿及生殖系统并治频尿等疾，以此类推。所以若能将子午流注学说用于井穴疗法，必可事半功倍。

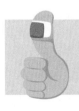

脑中风与井穴泻血

脑，是我们思想、行动、语言……的中枢，有如电脑之中央处理器一样，它接收身体各感受器传来的信号后，会发出命令采取应对措施。如果是紧急的，它就会采取所谓的"中断"模式，做紧急处理。情况就如当智慧型大楼的感测器接收到"火烟"信号时，会自动切断电源，并做"火警"紧急处理一样。

当脏腑异常或受伤害，因外力而导致脑细胞缺氧时，就产生所谓的"脑中风"。由于葡萄糖是脑细胞能用的唯一养分，它又须在有氧状态下才能分解产生能量，故缺氧时部分脑细胞会死亡，以致无法指挥人体脏腑、肌肉工作，轻者半身不遂或变为植物人，重则死亡。当然，由于脑壳是封闭之腔室，故若人体血压太高，或由于生气、忧郁、烦躁等使脑神经承受太大电流量也会导致中风，还有脑瘤破裂，亦会引起脑中风。

当人脑中枢接到某个井穴送来的能量信号（代表"1"即动作之意），不管其为热能、摩擦能、气能、思想波、针扎能……后，人体就会做所谓的"中断"（interrupt）处理模式，修补该井穴对应经络的病变，收到两个"1"就做两个对应经络的脏腑修治工作。

但是同电脑一样，在中断处理模式中有所谓的优先处理程序，有些事具有第一优先权（priority），需做紧急优先处理。若我们在十二处井穴上加以针尖刺出血（因你无法同时按摩十二个井穴），由于大脑同时接收到十二个经络送来的信号（代表并列的十二个"1"信号），此时头脑本身就会做第一优先处理。处理的不是十二经络的修补工作，而是身体细胞、能源全部加入脑细胞、脑血管的修补工作，如果不是相当大的脑干断裂或时间延误的话，通常我们可以治好脑中风。

这就是古籍所载的"十井穴泻血以治中风"，也就是民间流传的"脑中风放血救命"，但由于以讹传讹，民间误传变成将十个指尖针刺出血。其正确作法应是：就地将中风患者扶正躺下，切勿搬动。取来注射针（或大头针、缝衣针）；以火烧一下消毒，刺入图十一、图十二所示的十二个井穴。如果是左边不遂，刺右边手足；右边不遂，刺左边手足（因人体右侧归左脑管，左侧归右脑管）；若无法分辨左右，则左右皆刺，须针刺二十四个井穴，力道以见血数滴即可。见血代表"信号持续"，宛如针继续扎刺着不停地传送信号，如此可避免使用太多针头。

当然，若你方寸大乱，忘了井穴正确位置，也不必去翻阅书籍，可在左右手足的手指甲及足趾甲两旁后侧凹陷点扎针（总计四十针），挤出数滴血。

数分钟后，患者会自动清醒，应火速送医以便观察或做进一步诊断救护。

针刺在井穴疗法中有其不可抹灭的地位，所以请读者家中务必备妥毫针、注射针并存放冰箱中，以备不时之需，以免"针到用时方恨少！"

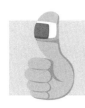

禅坐通督与气输法

在气输法上曾谈到，气感强者可以气输法帮自己或他人治病。由于气疗是已知的各种疾病最有效且简单之疗法，故另简单介绍通督法：

找个较安静（最好勿受干扰）之处坐下、宽衣，脱下眼镜、手表等物、舌尖微微上翘（接通任督二脉，若无，场能亦可经由位移电流导通，但效力较弱），双手合十置于胸前。双腿若可以盘坐则采盘坐法（单腿或双腿盘坐均可），否则，将双足掌亦合并靠拢，此时由于双腿有曲度存在，会感受张力而易疲惫，不妨在空隙间放入枕头或棉被等柔软物，以稳当、舒适、自然为原则。脊椎骨自然挺立后闭眼。呼吸呈若有若无之微弱状态。

以"心眼"观想（凝视）肚脐。由于肚脐下有包括丹田等各种穴道，是条"气街"，而气又具波动性，故只需凝视肚脐即可。

人进入松静自然状态，不再移动、乱想。

二三十分钟后，会觉全身舒畅、百脉和通、气感十足。

如果你经常禅坐，有一天（约需三个月，是谓"百日筑基"）当你久坐后发觉丹田气十分旺盛，不要急于起身。此时，气场会沿着肚脐往下，顺任脉而直下会阴穴。再由会阴穴沿着后背脊柱，顺着督脉往上爬升直冲头顶百会穴，再往前额鼻中线至人中穴，转至其后龈交穴与任脉相会，再顺任脉往前胸而下至肚脐，此时就是你通任督二脉之时。

其实，以禅坐通任督是一种机缘，是气场相当强者之福缘，但禅坐却是每人都可为之。禅坐后，可使自己气强，百病不生，即使偶尔患病，立刻采用井穴疗法之气输法或拇指侧揉法，必可立解病厄。而实践上以禅卧功谐振时可通任督两脉于无形中，是最容易之通督法。

收功时，开眼，双手摩擦热后，揉按双脚、双眼及全身，做五次深呼吸后，站起。

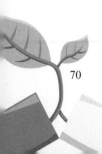

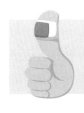

井穴治病重在及时

俗话说："及时的一针，可以省抵九针！"一件衣服破了，立刻缝一针足矣，等到裂缝愈来愈大才想缝补，别说九针，恐怕九十针都不够！

一台机器，某个零件故障或偏差，使其零件之工作点不正常，会出现不正常之动作、声响或画面，此时使用者若加以重视，马上做微调工作，使其恢复正常工作之电压、电流、不正常状况马上会恢复正常，若置之不理，零件在非常态工作下时间一久，就非得打开机壳，好好大修不可。

同理，人体在病初期，只要透过井穴疗法，身体的细胞收到修补信号后，透过内分泌（激素）的重新分泌、基因及白细胞的动员，马上会修补破坏之组织。细胞拥有分裂再生性的，会分裂出新的细胞，我们会再度拥有健康的身体，再拾回往日的欢笑。

尤其最近的科学实验更显示，虽然物质会发出波动，但波动（诸如气场跟念波）亦可形成物质，当然，我们有理由相信，借由气场与念波（气输法及与细胞对话法）可以形成侵入病毒的反向波动来消减病毒，所以当病毒临身时，我们唯一要做的是：及时，及时，还是及时！

在你及时处理后，若病况未见改善，表示你已面临相当大的病变，组织已被严重破损，那么请迅速就医，千万不要在疾病临身时，忧虑紧张或惧而不治疗。请永远记得，人本身就是最好的医生。

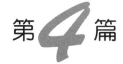

第 **4** 篇

呼吸内循环疾病

当能量要从低处送往高处时，就必须用"泵"去提升它。人体心脏就是输送养分的"泵"，当它压缩时产生能量克服位能差，使位于心脏下的脏腑及组织得以输送养分至上半部的脏腑及组织。

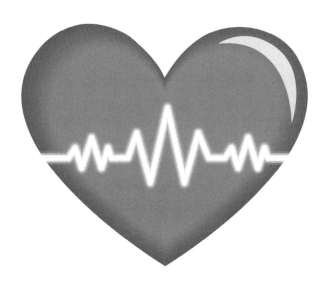

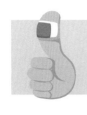

高　血　压

血压功能

由于地心引力的作用，使得人体的上部位较下部位有较高的"位"能，而能量只能改变它的状态，却不能无中生有。

当能量要从低处送往高处时，就必须加上"泵"去提升它。人体心脏就是输送养分的"泵"，当它压缩时产生能量克服位能差，使位于心脏下的脏腑及组织得以输送养分至上半部的脏腑及组织。

也就是说，人体脏腑皆因"需要"而被生成，也皆因"需要"而运动。人体运送养分的管路称作"血管"，其中的液体称"血液"，而血压即心脏收缩时血管壁所承受的血液的压力及张力，它的大小决定于心室的收缩力量、管壁的弹性、血管的长度、养分运输的速度、血管内含的质量大小（如前述，作用力等于质量乘以加速度）、管壁污染的程度、基因的特质及年龄（因老化之故）等。

血压的大小值会随着年龄而渐增，故如何确定判为高血压常引起激辩。一般来说，儿童血压收缩值大于135mmHg之压力，舒张值大于85mmHg；而成年人之收缩大于160mmHg，舒张压大于95mmHg，且在未运动下经三次连续检查之平均值者称高血压。一般成年人在常态时，收缩压介于110～140mmHg间，舒张压介于78～90mmHg间。

高血压致病原因

◎当短时间有太多的能量要处理、交换时

如突然吃过多食物，身体为了要急速处理（消化）这些能量，血液会被加速运行至脏腑，而使血压升高。又如从热处（如浴室）走到冷处（如室

外）时，血管壁为了要释放多余的热能至体外，也会急速收缩。

类似这种因素所引起的高血压虽属暂时性，但若原先患有高血压症者，很可能就因为这瞬间的收缩超过管壁所能承受的最大压力，导致血管破裂。而且人站立时脑部离地心最远，具有最大位能，要想将养分送至脑部，必须做最大的功，即需以最高之心脏压力才有办法将氧送至头部；尤其脑血管甚为微细，当断裂时就形成中风。

◎当患肾病、肾炎、肾动脉狭窄或肝病及肝相关脏腑功能差时

当人体内相关脏腑的功能不好，对废物及毒素的处理弱，使得血管输送的内含物及过滤回收物，皆含有较多废物及毒素，血质差，需耗用最大的能量去输送它，自会引起高血压。

◎剧烈的运动

由于人在运动时须耗用甚多的能量于动能上，故身体须靠吸入足够的氧，并迅速将之氧化分解取得能量并将废物排出，于是心脏被"动员"，以强力收缩来推送处理养分及废物，故会引起暂时性高血压。

◎长期喝酒、吸烟过量

喝酒后酒精会迅速与肝脏的腺粒体燃烧生成二氧化碳和水，为了急速处理这异常能量的入侵（它会影响血中钙、钾等离子浓度，进而影响了新陈代谢的进行），去甲肾上腺素及肾上腺素的分泌都会增加，加速心跳，引起血压的升高。

此外，由于烟中所含之尼古丁是很强的血管收缩剂，而且烟中所含杂粒甚多，会污染血液管壁，导致血流阻力的增加，烟不离手或嗜杯中物者，十之八九有高血压。

◎精神上的刺激

包括过度地兴奋、忧郁、紧张在生理电性上代表的都是一电压极高的脉

冲能量（图二十五）。此时流经人体循环的生物电流就会激增，血流瞬间激增结果，就会对管壁形成突增压力，虽为暂时性，但若本来血压已不低者，可能就会超过临界值，造成脑血管断裂，形成中风，不可不慎。

◎血中所含胆固醇（如肉食者）过高

血液的密度增高，输送起来自然较为费劲，且一旦胆固醇过多阻塞血管壁时，血行的阻力也会增加。因此由于身体需要，心脏就被迫以更强大的收缩力来输送血液，久之，细胞就因应这种状态，形成高血压。

◎动脉等管壁污染、阻塞、老化、硬化

这些原因都会形成管壁窄缩现象，其理犹如水管狭窄须较大水压输送水流一样，心脏也因应此种需要，形成高血压。

◎服用含升压素的药物

肾上腺皮质激素被使用以消炎或治疗气喘等病时，由于肾上腺皮质激素是一种血管张力素（又称升压素），就会引起暂时性高血压，若长期服用，就形成病态性高血压；此外长期服用口服避孕药，也有可能干扰性腺分泌而导致高血压。

◎甲状腺功能亢进，分泌激素过多，会引起心悸及高血压
◎由于基因异常，如患红斑狼疮症导致高血压
◎肾上腺皮质激素所分泌的去甲肾上腺素异常

若是在肾上腺皮质所长出之肿瘤称孔氏瘤（另称皮质醛酮症），在髓质所长出之肿瘤称嗜铬细胞瘤。由于肾上腺的总质量增加，所分泌的激素自然也激增，都会引起高血压症。

◎常食用腌制或盐制食品

由于嗜吃此类食物的人体内盐分较常人为高，为了使血液维持正常状

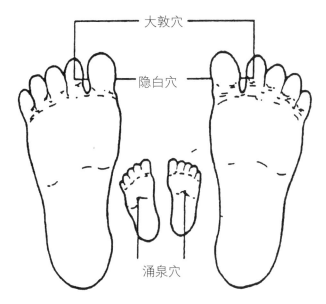

图二十五　高血压可能由脾、肝、肾、胆、心经病变引起，故可能在隐白、大敦、涌泉、中冲等穴反射痛感

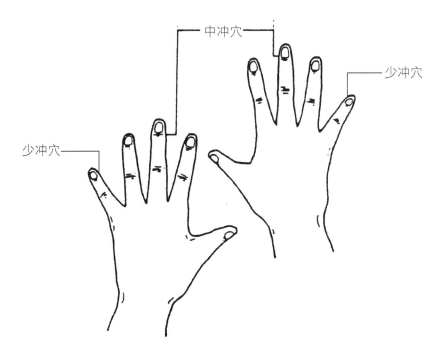

图二十五　高血压患者当血压上升、心跳不已时，请急按中冲穴或少冲穴并迅速躺下

4　呼吸内循环疾病

态，肾上腺皮质醛酮会增量分泌，使肾小管大量吸收钠离子（食盐为氯化钠结晶），而使血压增高。

◎头曾受撞击者

因为会导致头颅内出血，但因细微无症状，久之血管阻塞，导致高血压症。甚至引起中风后遗症。

◎糖尿病患者

由于糖尿病会使血糖浓度之调节异常，新陈代谢失调及减缓，较常人需要运送更多的血液至身体各部分去补充，而且由于钙等离子浓度异常，对电性脉冲的传导异常，故较易并发高血压症。

自我诊疗

一般人可从下列症状侦测自己是否染患高血压：

◎脸泛红或发白，心悸，伴随头痛、疲倦、恶心、呕吐并出现心杂音等症状。

◎检查涌泉穴、隐白穴、大敦穴、足窍阴穴等肾、脾、肝、胆经井穴，如发现有痛感者，则有可能并发高血压，应迅速做血压测量（图二十五、图二十六）。如发现血压确实太高，则请至医院做断层扫描，先诊断是否有出现肿瘤，有则切除之，若无，则按一般治法为之。

◎高血压患者常伴随心脏病，出现心杂音、心悸（短暂）、心动过速、心痛，故请一并检查心经井穴少冲穴，及心包经井穴中冲穴是否出现痛感。

如有，请针灸治疗或压按调整之，并请注意，万一因高血压并发心绞痛、心悸、心动过速时，请紧急压住少冲穴或中冲穴以急救，并迅速躺卧，当然最好在平常时，就先确定究竟是少冲穴还是中冲穴为反射最强痛感，以便急救时应用。

而由于躺下时，身体各部的位能差锐减，不需心脏消耗高能量去输送养分，可避免血压太高引起脑中风。

如因紧张、忧郁、兴奋等引起的电性脉冲式高血压，若能马上压按人中穴可迅速止住这种病变。所以高血压患者，若出现脸红或白、头痛、心悸时，请立即压按人中穴并躺下，再以其余手指压按少冲或中冲穴。

由于电性脉冲的传导相当迅速，虽然上述的动作简单，但唯恐缓不济急，你必须在平常就多加演练，最好能变成一种反射动作。如此，在这场跟时间的战争中，你定会取得胜利。

毕竟，在所有病痛中，癌症患者承受着最大的折磨，因为癌细胞吞噬自体使身体痛楚甚巨；而中风不遂，却是对家人最大的折磨，因为看护、复健工作所需的金钱、心力常会导致其家庭崩溃。

预防高血压

◎头受碰撞时迅速压按人中以防头颅内出血，以致高血压及中风的后遗症。

◎养成良好的作息习惯，勿暴饮暴食，适度运动，但请量力而为，勿超过心脏负荷（如气喘甚烈就应停止）。

◎保持平和心态，凡事抱持尽力即胜利的观念，量力而为。

◎遇有压力时，透过交谈、打球等方式发泄之。

◎减少肉食量，因肉中所含胆固醇甚高，宜多吃蔬菜水果。

◎每天服用一颗约五百毫克的维生素E，因它具高抗氧化特性，可以防止血管壁因氧化而硬化，防止血管产生更大阻力，避免诱发高血压。

◎民间相传有芹菜疗法，即将芹菜叶切碎并留根，将米煮熟后，置入芹菜再煮，熟后食之，每天至少一餐，待血压降低后再继续煮食一月方止。

◎除非无药或无方法可用，例如患红斑狼疮（蝴蝶病），否则尽量勿采用如肾上腺皮质激素等内含升压素物质来治病，否则心脏在历经服药催化及不服药怠化的双重历程后，很容易导致心力衰竭。

◎甲状腺功能亢进者，请在医师指导下服用抗甲状腺药物。

◎经检查有嗜铬细胞瘤或孔氏瘤者，切勿犹豫，请尽速手术切除后一切可正常，因其属良性瘤。

◎少食用高盐（碱性）物质，腌制及盐制食物，汤内少放点盐。

◎少抽烟、喝酒，最好根绝之。

◎若是糖尿病、肝病、胆病或肾病而并发高血压症者，请按其他章节疗法一起施为，先紧急应对，待血压值下降后，再治其本。

◎经常禅坐或禅卧可降血压，修护曾受损之脑细胞。

◎保持心境乐观。

◎日常保健：每天运动，如仰卧起坐、散步三十分钟以上；减重一千克降低1～2mmHg；衣服保暖、宽松；环境清幽；宜饮茶水；充足睡眠；忌冷水浴、提重物；每天敲打足底二十分钟；在涌泉穴及合谷穴上贴绊；补充含钾、钙、镁之食物，如香蕉、苦瓜、番茄、西瓜、苹果、冬瓜、海带、黄豆、玉米、燕麦、核桃仁、花生、牛奶、黄豆、蜂蜜等，并多喝醋；勿长时间看电视、打麻将。如发觉不对劲，迅速压按人中。一般病态性高血压需长期服药，如想停药，则需经测药（何种药最好）→稳压→逐量减药之过程，先拟定能疗计划（见《不药自愈》）后参考上述方法、心勿急、乐观为之，必见成效。

实例介绍

【实例一】笔者亲人因喜爱吃肉，胆固醇过高，常因血压上升而导致心跳速度加快，每每压按人中穴或中冲穴使心跳恢复正常。现改吃清淡食物后，血压已降低，心悸出现的概率亦减少许多。在中冲穴常现痛感，而正教导实施井穴治疗中。（另笔者两年前患高血压，现已按上法稳压减药，预计半年内停药。）

【实例二】笔者某次演讲，听众中有一少冲穴有痛感者确定常有心悸现象。经教以井穴疗法后，现已痊愈。

【实例三】笔者在大学期间，在室友影响下开始打坐，三个月后，血液收缩压及舒张压都下降十五毫米汞柱左右。

【实例四】庄姓朋友由于饮酒过量，血压升高、心跳加速、脸色苍白，询之所以，急按其"人中穴"竟失效（非本经之故），遂改换指按其中冲穴，一分后恢复正常，心跳也不再急速，事后其称谢不已，谓自鬼门关捡回一命，发誓戒酒。

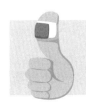

糖　尿　病

胰脏功能

中医所谓的"脾"经，指的就是胰脏。胰脏状如树叶，色呈灰黄，可分泌消化酶（通称胰液），其内有独立作业（不受消化酶影响）的郎格罕氏小岛。胰消化酶有四种：胰蛋白酶、胰淀粉酶、胰脂肪酶、胰核酸酶。

食物从口腔进入胃后，其中之淀粉成分经唾液分解为麦芽糖。再进入十二指肠后，有胰液及胆汁注入，此时未完全分解的淀粉继续被胰液内的淀粉酶分解为葡萄糖（单糖，可以被人体吸收利用），而食物中之蛋白质成分未被胃分解的，继续被胰蛋白酶分解为多肽类物质，食物中的脂肪成分会被胰脂肪酶分解为脂肪酸及甘油。

此外，胰核酸酶会将食物内细胞的核酸成分（DNA、RNA）分解为核苷酸。郎格罕小岛内含 α 、β 细胞，各分泌升糖素，胰岛素及体抑素。

由于人体细胞是种电性血浆，新陈代谢的反应必须透过细胞膜方能进行，而且也必须在特定的酸碱浓度（受钠、钾离子浓度影响）下方能进行。

而胰岛素可以影响离子之运输，一个胰岛素细胞可以控制十五至八十个钠离子、钾离子泵，亦可改变钙离子浓度；它亦可促进葡萄糖之分解以及蛋白质之合成，另可促使骨骼肌、心肌及上皮细胞等细胞膜之过极化，此外它亦可影响肌肉中神经作用电位的传导以及激发胰核酸酶之活性，有助于信使

4 呼吸内循环疾病

核糖核酸（mRNA）之流出。

蛋白质之制造是由基因先转印成信使核糖核酸，以提供密码给转移核糖核酸（tRNA），将多个氨基酸重新组合排列而成。

简言之，胰岛素可以促进血糖分解（是一种减糖激素），并有助于蛋白质之合成。它可影响神经传导素之分泌，进而影响信息之传递；它亦可影响心肌、骨骼、皮肤细胞的活性，故亦与人脾气有关。它兼可影响骨骼肌细胞浆的pH，改变钙离子流（骨骼主要成分为钙），故与骨骼之强弱有关。而且缺乏它时，血液容易呈酸性。

最近科学实验亦显示，使人老化的氧自由基离子在酸性溶液中会转为氢氧自由基离子，其氧化细胞的能力（即促使人体老化之能力）会增长数十倍以上，换句话说，胰岛素本身也有助于防止老化。

而中医常称脾（胰）主气血之生化，其可谓一针见血。对心火上升，动辄发怒，则曰："脾气大。"

胰高血糖素与胰岛素之关系是一种对偶拮抗关系，犹如心房钠尿肽与肾上腺皮质激素之关系一样。胰岛素可以促进血中糖类之分解，并将多余之糖储存至肝内成肝糖。相反地，当血中糖浓度减低时，胰高血糖素（又称抗胰岛素）分泌增多，会将肝糖分解后释放至血液中，以增加血液中糖质的浓度，以维持血糖浓度于定值范围内。

体抑素是一种胜肽激素，顾名思义，它可以抑制人体的生长，除了可抑制生长激素之分泌外，它亦可同时抑制胰岛素与胰高血糖素的分泌。也就是说，胰岛素与胰高血糖素形成微妙的平衡关系，而体抑素却将它们一起限制，使身体的血糖浓度维持在一种定值范围内的平衡浓度下。

致病因

糖尿病患者分为两种：

一种为幼年即发病的第一型，又称胰岛素依赖型。大部分导因于位于遗传基因上的第六对染色体异常，使得自体的免疫球蛋白内含抗胰岛细胞之抗体。胰岛细胞被免疫球蛋白浸润后杀伤（死）或抑制分泌胰岛素之 β 细胞，使得人体血糖无法维持定量平衡。也有小部分是胰岛细胞被病毒感染而发炎以致破坏了胰岛细胞，患者需终生输入胰岛素，例如通过胰岛素注射、胰脏移植或基因修护（未来的医学课题）。

另一种为中年发病型。由于其青幼年发育时并未发病，显见其基因并未异常或胰岛并未受病毒破坏殆尽，故仍可分泌胰岛素。唯其功能差，胰岛素之量不足应付身体所需之量，以致血糖值异常而发病，大都由饮食、生活压力及不良的生活习惯所引起。

例如常食用高糖类食物以致 β 细胞激化且过劳，同时 α 细胞亦被怠化，以致平衡消失。相反地，若很少食用糖类，会激化 α 细胞而弱化 β 细胞。久之，若突然服用高糖物质亦可能发病。

总之，均衡的营养平衡是避免中年型糖尿病发作所必需的要件之一。又如熬夜、酗酒等会导致肝受损害后，引发肝功能不良症，无法储存肝糖或将肝糖送至血液中，使血糖值异常，此种形态又称"肝炎性糖尿病"。

又如生活压力引起之忧郁、紧张等，在物理上它属于高电位的脉冲（短暂时间之高能量电波），会引起细胞膜之渗透压变化，如前所述，也会引起血糖值之变化，长此以往，也会引起血糖失调而生糖尿病。

自我诊断

◎三多、三病变

糖尿病有三多，那就是饮水多、食多、尿多；三病变是指眼变、肾变及神经变。

古称糖尿病为"消渴症"。渴，指口渴须多喝水。消，指三消：上消、中消、下消。上消指肺热津（唾液）伤，口干舌燥；中消，指胃火炽旺、善饥多食、大便燥结；下消，指肾虚体弱、尿频量多、浊如脂膏、头晕腰酸、性欲减退、阳痿早泄。糖尿病患者常"三消"皆具，唯略有偏重。

4 呼吸内循环疾病

◎**体检时发现血糖升高及尿糖阳性（尿有甜味），可能伴有高尿蛋白症**

由于血糖的浓度太高、甜味太重，此种"变异信号"传至中枢神经后，会发出"冲淡甜味"的指令，而引起"饮水"以淡化血糖浓度之动作。

等到大量喝水后淡化了血中葡萄糖的浓度，虽然食物仍尚未消化，却立即又引起脑下垂体视丘内的食欲中枢的错觉，进而再引起食欲继续进食，造成多吃。吃喝得多了，自然排泄也多了，所以引起尿多。

综上结果，是谓"三多"。由于气血的生化异常，脾经与小肠经对偶，小肠经通过眼，故又引起对偶器官病变，表现于眼上，可见血丝或血瘤。由于胰岛素可影响血中钙离子之浓度，进而影响血容积以及肾上腺素的分泌，甚至影响肾脏功能。而且吃喝多了也增加了肾脏的负担，造成肾脏负担过重而致病，另由于血容积及神经信号（包括勃起信号）的异常，常致阳痿、早泄，是曰"败肾"。

而神经信号的传导异常，也常使患者无法传导"反射"信号及"异常"信号而失去"保护反应"的契机。故导致手指及脚趾的割伤、发炎、坏疽而必须截肢以保证生命安全。此外微血管也产生变化，血液不足，引起动脉硬化、肢体末端溃疡，甚至截肢。

◎**在脊椎旁的脾俞穴及足拇趾之隐白穴（脾经井穴）会有明显压痛感（图二十七、图二十八）。**

防治法

对于第一型糖尿病患者而言，由于是遗传基因异常，幼年的病毒感染，在基因治疗时代还没来临之前，只有长期靠胰岛素注射（采用泵式注射较为方便）或体抑素注射以维持血糖浓度。最近已有胰脏移植手术完成，但在人体的免疫排斥作用下能维持多长时间，尚有待观察，气功治疗应是近期内可期待的。

不管是哪一类型的糖尿病，刚开始发现时请勿立即使用胰岛素注射来治

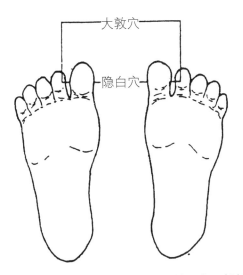

图二十七　检查隐白穴及大敦穴之痛感程度，以区分一般糖尿病或肝性糖尿病

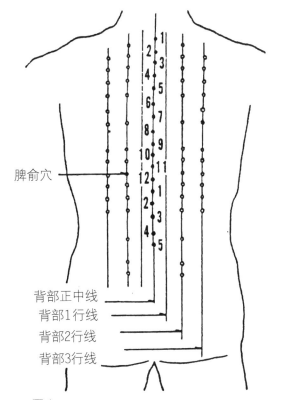

图二十八　除隐白穴外，脾俞穴也可治糖尿病

4　呼吸内循环疾病

疗。因为时间久了，身体细胞会把它视为常态而产生"依赖性"，进而失去了人体潜能诱发的契机。

不妨先采用下列无副作用之疗法，其法包括：

◎**运动**：在第一篇曾述及运动以治糖尿病之理，必须长久为之，且缓慢渐进地增加运动量，以增加体内胰岛素感受器之数目，并增加对胰岛素的亲和力及灵敏度，而减轻对胰岛素之依赖。

◎**减肥**：请按照笔者所著《一生无遗憾》一书所说之法从减肥着手，防止动脉硬化并发症。

◎**饮食控制**：少食含高糖类食品（例如精米、白面及甜食），另由于蛋白质之合成少，恐怕营养不够，故宜多吃蛋、牛奶、豆类。并多吃蔬果，吸收纤维素，以促进排泄功能。每天喝一杯柠檬汁（买柠檬切开加水），因柠檬汁呈中碱性可调节血糖，减少胰岛素分泌，六个月后可改善病情甚至痊愈。

◎**尽量保持平和心态**：如果发觉脾气暴躁、想发怒，请立即压按隐白穴，会觉脾气消失，心平气和。

◎**适度节制性事频率**：由于糖尿病会导致血管伸张压异常而患阳痿早泄，若常为之，不仅伤肾，而且往往会导致男性产生"无能"的恐惧感，而郁郁寡欢，进而加重了病情，故应有所节制。

◎**禁绝抽烟**：由于烟中含有尼古丁，会使血液凝固，导致肢体坏死，故应禁绝之。

◎**四肢保暖**：多穿衣、裤、袜以保持身体暖和，促进血液流动。

◎**食疗法**：以猪胰一具与玉米须五钱合煮汤，食之，一周内可见功效，但只能治标，不能治本。

◎**行六字功诀**：每天做三十分钟之"吹"字及"呼"字功，一天两次，可散胃火。

◎**行禅卧功**：每天行禅卧功三十分钟，疏通经脉，强化人体新陈代谢之功。

◎**施行细胞对话疗**：此时的对话指令可设定为"降低血糖、降低血糖"。

◎**穴道疗法**：中医常利用脾俞穴治疗糖尿病，而于隐白穴施以针灸、刺激（贴绊）、光照等方法治之。

◎**检查压按大敦穴是否有痛感，以确定是否为"肝炎性糖尿病"**：如是，按肝病章节所述之法兼治之。再压按厉兑穴以确定是否需兼治胃病，并按涌泉穴以强肾。

实例介绍

【**实例一**】萧经理食过多米饭后又饮用甘蔗汁一大杯，乱发脾气，压按隐白穴有明显痛感，轻压按十分钟后，痛感消失，心平气和。

【**实例二**】由于脾脏主气血生化，故隐白穴可治所有血病，包括女性生理痛，如痛经。姚小姐，月经来潮相当痛苦，经按隐白穴现痛感，十五分钟后舒服入睡，次日醒来，痛经消失，由于属胰脏病变反射，故列于此篇。

【**实例三**】学员患糖尿病，采用柠檬汁疗法后半年内痊愈。

未来发展

目前西医对胰岛素依赖型糖尿病虽可加以治疗，但尚无法根治。患者只能按上法以待根治法时代的来临。（但笔者强烈建议，按以上防治法再加以练禅卧，理论上应可痊愈。）

另外，由于人体是个微妙的平衡，有胰岛素就有抗胰岛素与之并存，如此身体才可"随时"保持微妙的平衡系统以进行生化反应。

所以笔者在想，目前只依靠注射胰岛素的做法，是否因不符合人体的平衡对偶性而引发了各种并发症。物质存在必有其道理，那么抗胰岛素及体抑素同时存在于胰岛内必有其临床上的应用价值。

当医师"活化"其中的一种激素，相对地会弱化另一种对偶激素，所以注射胰岛素的患者因长期靠药调整血糖而丧失了人体自动调节的功能，既然抗胰岛素及体抑素已被发现且分离出来，为何只见医生注射胰岛素或体抑素来治疗糖尿病，而没有试验各种激素合并注射的功效？又或尝试注射肾上腺

87

4　呼吸内循环疾病

素呢?

本篇只由物理学的观点来提出这种构想,或对医学前辈有所不敬,我想也非大逆不道,因为"救人无罪"。不管是井穴疗法、基因疗法、念波疗法、对偶性疗法,我期待会有更多的人投入探讨的领域,让更多的人远离疾苦!

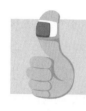

心 脏 病

心脏功能

如前所述,心脏收缩是为了让营养能在全身循环,以克服身躯在任何时间、空间各部位的位能差。而其循行路径如下:

血液自上、下腔静脉进入右心房,在瓣膜开时入右心室,再穿过瓣膜进入肺动脉到达肺脏。换气后进入肺静脉,再流到左心房,经过瓣膜到达左心室,再穿过瓣膜到达主动脉,经由各组织器官后再由上、下腔静脉流回,完成一次回路。其中经由胃、肠、胰之微血管流到肝门静脉入肝后,再经由肝静脉由下腔静脉进入心脏之回路,特称为肝门脉循环。

活瓣的作用在防止血液逆流,而在上腔静脉入右心房处有一节律点,与交感及副交感神经末梢都有连接,可控制心脏跳动的节律。心脏内有心肌,上有左右两条血管可提供心肌所需之养分,特称为冠状动脉。

致病因

心脏病有先天性与非先天性之分。先天性心脏病多发于幼童,乃因遗传基因异常或母亲怀孕时受病毒感染等产生先天性病变。

例如右（左）心房至右（左）心室间有分流存在、瓣膜闭锁、动脉转位、单心室、肺静脉回流异常等，引起血流回路异常或主动脉窄缩、主动脉瓣狭窄、肺动脉瓣狭窄，引起血流阻塞。先天性心脏病大多数不足由血栓所引起，血栓即血液滞留成块妨碍了血流。

血液中的红细胞可运输二氧化碳及氧气；白细胞可吞噬细菌，产生抗体；而血小板可凝结血液。当血小板与红细胞、白细胞，血浆纤维蛋白原等凝结在一块时称为血栓。

又例如心房或心室做纤细颤动时（血流慢）、下肢静脉阻塞时（血液滞留）、凝血功能异常、血中胆固醇浓度太高（阻塞血管）或者是高血压、高血脂、糖尿病、少运动、吸烟过多等因素，引起冠状动脉硬化后之血管窄缩，或外物（如人工瓣膜）等引起身体的排异反应使血小板凝结于上，或心脏肿瘤剥落皆可能形成血栓。

当静脉血栓时会造成肺栓塞；动脉血栓时流至脑部，形成脑血栓；流至冠状动脉，心肌得不到氧气及养分时，导致心律不齐或心力衰竭或心肌梗死；流至下肢，形成下肢动脉阻塞；流至肠子，则形成肠血管栓塞。此外由于身体其他部位感染细菌（如葡萄球菌、链球菌、肺炎双球菌）后，细菌经血液运行全身，在心脏内膜及瓣膜上吸收养分滋长引起内膜及瓣膜发炎，则另名为传染性心内膜炎。

心肾血压平衡

心肌的跳动会受自主（律）神经作用，连于节律的交感神经可加速心搏。而副交感神经可以减慢心搏，如当人紧张时，此时信号含由脑部发出，经由脊髓、交感神经传至节律点加速使心脏收缩，此时血压会上升。

由于身体是一个稳定的自动反馈系统，会产生减压需求，于是心脏就会分泌心房钠尿肽，它是一种大分子激素，是一种减压素，它可促进盐分（钠离子及氯离子）、水分的排出，使血液容积减小，血液质量减少，降低管壁压力，使血压降低。此种降压后之信号再传至脑部，会由副交感神经拮抗交感神经，避免使心脏压力继续上升，而维持微妙的平衡状态。

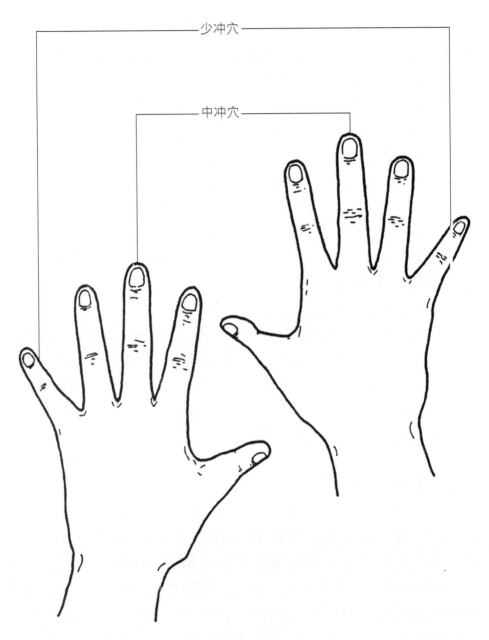

图二十九　少冲穴、中冲穴有痛感者为心脏疾病，病发时，迅速压按之可急救

反之，当血压降低时，肾脏就会增量分泌肾上腺素，它是一种增压素，它可促进肾吸收钠离子，使体内盐分增加，水分也增加，进而提升了血压。身体就靠心房钠尿肽与肾上腺素之分泌而使血压维持正常，进而使新陈代谢反应得以顺利进行。

但是任何反应都是量及时间的函数。也就是说，量之大小及时间长短不同都会导致不同的反应。例如突然过度紧张，血压突增太快或太高都会使心脏来不及分泌心房钠尿肽，瞬间过大的血压电性脉冲亦会使血管破裂，两者皆会产生危险。而且长期的紧张也会导致心脏负荷过量而使其早衰（因物质都有其使用寿命期）而引发心脏病。

所以说，"中庸之道"不仅是处世之道，也是保持心脏健康的绝妙良方。

自我诊断

◎听诊出现心杂音。

◎心内膜炎者出现发烧、全身无力、血尿及心力衰竭。

◎心肌梗死者出现胸痛、呼吸困难、心悸、心律不齐或休克。

◎压按心经井穴少冲穴，会出现痛感，如并发高血压，则心包经井穴中冲穴也会觉察痛感（图二十九）。

◎若为糖尿病所引起，压按脾经井穴隐白穴可有痛感。

◎若为心内膜炎引起肝、肺、肾、脾病变，则在其相关井穴亦可发现痛感。

心脏病防治

◎先天性心脏病患者，若出现心力衰竭必须接受外科手术治疗，平常要限制水分及盐分之摄取。

◎注意整洁，避免皮肤、泌尿道、呼吸道、口腔感染细菌，若有发炎现象，立即采用抗生素消炎，并做细菌培养，以确定细菌类别及有效药物。

◎糖尿病患者所引发之高血压、心脏病则需按糖尿病疗法治疗，以治其本。

◎心脏病与高血压常常被画上等号，因为若心脏病变，心跳频率及振幅必会异常，常会导致高血压以推动血液。反之长期高血压患者，同前述，也很易引发心脏病，所以心脏病的平常防治法同高血压患者。

◎经常运动：紧张时身体的去甲肾上腺素会上升以动员身体组织，准备应付突发状况。运动时其分泌量亦会增加，但若常常运动，细胞就会将之视为常态，产生变性需求。之后，运动也好，紧张也好，此时所分泌的去甲肾上腺素的增量就会减少一些，相对地就会减轻心脏负荷。

◎若出现心肌梗死，或检查心电图发现血栓现象时，依照医师指示服用强心剂、利尿剂、血管扩张剂、血栓溶解剂或抗凝血剂。尤其是安装人工瓣膜者特别要注意血栓。

◎井穴疗法：市售针灸绊或益力绊为一红外线振荡信号，若贴于井穴、少冲穴，会与身体潜能波产生共鸣之谐振作用，而产生疗效。

◎每天练禅卧三个月后可见功效。

但心脏病发病时若不采取紧急措施，患者常在数分钟内死亡，相当危险。此处特别提供紧急应对法以度过此"危险时分"。

心脏病发病紧急救治

当心脏病发病时，立即躺下（若为他人，协助其躺下），心律不齐或心悸者，急按人中穴或中冲穴，三分钟内可复原，心绞痛者压按少冲穴可急速止住心绞痛。若症状甚急、甚重，也可压按心经郄穴阴郄穴（位于神门穴上方半寸处）。

实例介绍

【实例一】郭小姐患心律不齐，经练禅功一年后，血压降低未再发作。

【实例二】钟先生患心悸，在中冲穴出现反射痛感。某夜病发，急按中冲穴立止。

【实例三】笔者某亲友患心律不齐，少冲、中冲穴皆有痛感。当心脏急速跳动时，通常可以只压按人中穴，则一分钟内即恢复正常。有两次改压按中冲穴及少冲穴，亦迅速恢复正常。

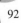

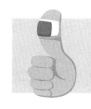

感　冒

呼吸道功能

植物吸收光能，通过光合作用将二氧化碳和水合成葡萄糖，再转化为淀粉储存起来，并呼出氧气。而氧就是人体进食后，解离养分时所需之助燃剂，所以人是吸入氧气，并呼出二氧化碳。

而人体肺部则负责气体之交换，它需要在适当的温度及湿度下才能"轻松"地工作，例如一般人适宜的肺脏温度为27℃。空气由鼻孔入鼻腔到达咽喉先行第一段加（减）温，再由咽喉至肺以进行第二段加（减）温。

例如我们吸入约0℃之水气经鼻道可先加温至10℃左右，鼻内有鼻毛，咽喉内有纤毛，除具有黏附肮脏物之功能外，亦可产生反射作用，以痰之形态将不洁空气与物混合吐出。空气被过滤后进入肺部，以提供身体所有细胞取得养分所需要的氧气。

虽然人体有蛋白质及脂肪、淀粉等内含养分，但由于它们都需氧才能分解，且脑细胞能用的只有葡萄糖，须经淀粉分解，所以人所需的氧气一分钟也不能停止供应，否则脑细胞就会死亡。也就是说，呼吸道提供了调温、调湿、取氧及去除杂粒等功能。

致病因

感冒即是一种由滤过性病毒所引起的上呼吸道感染。

李清照有词："乍暖还寒时候，最难将息。"不论是刚暖和的寒冷季节、刚寒冷的暖和季节，或者是忽冷忽热时，又或者是从高温（如室内）进入低温（如室外）环境时，由于气候的突变，不同温度的气体从口腔进入咽喉，或从毛孔、肚脐等侵入人体后随气血运行全身，这种并未经调温、调湿的冷空气给感冒病毒提供了一个绝佳的生存环境。

4　呼吸内循环疾病

若病毒是从毛孔入侵时，人体会感知它，通常会伴随一个"打冷战"的反射动作，所以日本人将感冒以汉字"风邪"代表。

由于病毒入侵，身体的免疫系统会产生作用，派出"白细胞"去消灭它，导致白细胞激增，结果便是人体会发烧。另外病毒侵入呼吸道，也会引起鼻塞、流鼻涕，由于病毒多聚于喉部，故容易引起扁桃腺发炎。

此外，因为人体感知病毒后想排挤出来，就会产生"咳嗽"的反射动作。若积久未愈，病毒增强，引起呼吸道内黏膜分泌物增加而感染细菌，就会引发支气管炎或肺炎。此外，有可能因口腔黏膜发炎阻塞耳咽管而导致中耳积水发炎，若未治疗则会造成慢性中耳炎，严重者耳膜穿孔、耳聋。

自我诊断

一般而言，感冒的症状有发烧、鼻塞、流鼻涕、头痛、乏力、咽喉疼痛、咳嗽等。

或可径自压按三焦经井穴之关冲穴及肺经井穴之少商穴（图三十），若除关冲穴外，少商穴也已有痛感，代表肺部已受感染，需特别注意并一起治疗。只有关冲穴有痛感，表示仅感染鼻喉。

感冒防治

◎化学疗法

由于感冒病毒属于滤过性病毒，体积小到要数百万倍显微镜放大才能看得见，而且这种病毒变种甚快，往往在科学家还没研究出针对性药物前，它已产生新的变种，令科学家头疼。庆幸的是，正常人在一周至两周内即使不服药，人体内在的免疫系统遭受其攻击后，也会思谋对策，将其去除。

唯一要注意的是其他并发症的预防，包括发烧引起的脑膜炎，或由咳嗽引起扁桃腺发炎、支气管炎、肺炎，口腔发炎引致中耳炎等。所以通常西医只是针对并发症加以治疗，如以止咳化痰药剂来止咳嗽；以退烧解热药治高烧；以抗组织胺类药物来治鼻塞、流鼻涕；以抗生素治喉咙炎、支气管炎、

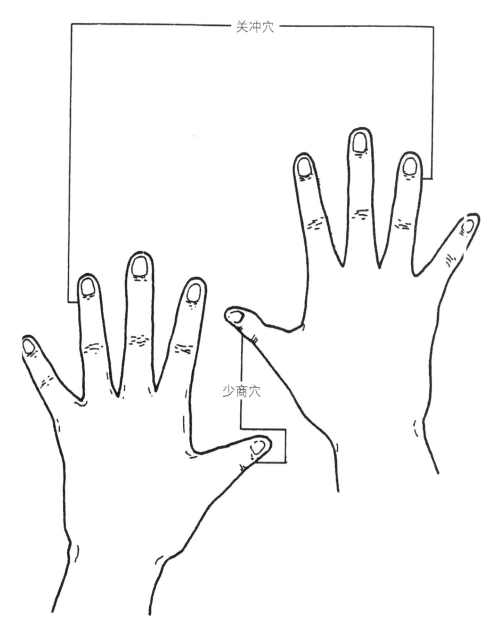

图三十　感冒患者在关冲穴或少商穴（流鼻涕）可有痛感，针灸、贴磁力绊或压按
　　　　此处可治之

肺炎及中耳炎。当然为了防止包括抗生素等药剂对人体的伤害，通常医师也会配以胃药。

◎多休息、多喝开水

医生还会交代患者多休息、多喝开水。多休息乃是为了让身体把能量集中交给免疫系统对抗病毒。多喝热开水，乃是为了增温以提升人体白细胞的活性，并增强新陈代谢的功能。

◎热疗法

采用蒸气疗或温泉浴疗。由于病毒无法在高温下生存，可以热蒸气清洗身体后盖被而卧，汗出即愈。

◎食疗法

·吃胡椒热汤面：以适量葱、姜及胡椒末与面合煮，趁热速吃，盖被而眠，等汗出后会觉全身轻松，感冒已霍然痊愈。

·喝姜（糖）汤：自行至超市买来一小包红糖、一小包生姜加水后煮，随量服用，甜度自行调整，每天三次。

·食橘子饼：市售有橘子饼，乃由金橘制成，民间相传橘子之"质能"可治感冒。

·服用枇杷膏：可止咳化痰。

◎小儿患有热痉挛症的处理

如小儿患有热症挛症，要补充钙片并注意看护，当出现抽搐时，要立即压按人中穴。

◎打禅

不管是禅坐、禅祷或禅卧，由于入禅后身体所需消耗之能量锐减，会排出多余之热，体温可降低，而病毒亦往往会随之排出。若采用禅眠（卧），其气能也可消灭病毒。一天打禅两次，每次三十分钟许，两天内可消除感冒。

◎以"呬"字功呼气，排出热气，有助于感冒痊愈
◎施以穴疗

若只并发咽炎咳嗽，针对三焦经井穴关冲穴，并发鼻炎流鼻涕、鼻塞再针对肺经井穴少商穴施以井穴疗法。

市售有针灸绊，相当方便，可针对上述井穴贴用外，亦可针对感冒奇穴风池穴（位于耳垂后乳突处，沿后脑中心线画直线所遇到的第一个凹陷处）及感冒俞穴风门穴（位于第二脊柱突旁一寸半处，感冒时压按有痛感）一起贴用或在洗澡后以吹风机热吹此两穴，可缩短疗程。

◎多吞唾液后意守喉结
◎在《不药自愈》一书中另着有感冒及SARS防治法，可一并参考

实例介绍

【实例一】笔者朋友因淋雨感冒发烧、食欲不振。经饮用一杯热姜汤，行禅卧功十五分钟后，浸泡热水浴十五分钟，汗出烧退。

【实例二】朋友之女儿患感冒，一周后虽高烧已退，却仍咳嗽不止，经检查左手少商穴有明显痛感，买来针灸绊后，贴上少商穴、风池穴、风门穴，一天后少商穴已无痛感，咳嗽减弱，贴用二天后痊愈。

【实例三】幼年时家人患感冒、外祖母多以橘子饼煮开水给其食用，都能很快痊愈。

【实例四】林同学，发觉喉痒有轻微咳嗽现象，急忙在口腔内转动舌头，以增唾液量后吞下喉部，并随时利用空闲时观想喉部痒欲咳之处，竟抑制了病毒，次日咳嗽即止。

【实例五】某公司沈副理，在三年前常罹感冒，教以禅卧后，天天练习，自此后未再患感冒。

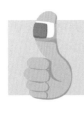

肺病（含哮喘病）

肺功能

当我们快跑后会觉得心跳气喘，因为此时人体需大量的氧分解能量，但是此时肺脏所能提供之氧气并不足，所以呼吸道的功能必须"加速"动员。而喘即代表一个加速的过程，气即指空气中所含的氧气。若非在运动状态，人体所呼吸之氧气应足够供应身体所需，但若呼吸道功能不足或生病变，则在平常会突然呈现气喘状态，是为气喘病，即俗称的哮喘。

气体自鼻孔吸入鼻腔，经黏液及鼻毛过滤细菌、灰尘、异物且经润湿及调温之过程后，由咽部会厌软骨进入喉头到达气管。气管内有黏膜及纤维，易黏附鼻毛所未过滤的灰尘、细菌、异物，并借着摆动的纤毛加以排出，此即痰液。

此时空气经历了第二段润湿及调温的过程，然后才再进入肺部之小支气管到达气囊。气囊内有肺泡，其泡壁乃具弹性且湿润之薄膜，其上有微血管，可靠扩散作用完成氧气（吸入）及二氧化碳（排出）的交换，而且成人肺泡面积高达九十三平方米，若无病变，对氧气的供应其实是绰绰有余，所以成年人在正常状态下二至四秒才呼吸一次。

不管是氧气或二氧化碳的运输，其中的90%以上都须靠红细胞参与。

氧是靠红细胞中的血红素来运输，其运输量（结合量）又与单位体积内氧的浓度（即血氧分压之大小）有关，血氧分压愈大，血红素与氧的结合量就愈大，同时二氧化碳的排出也需靠红细胞中的碳酸肝酶所催化，并与二氧化碳的浓度有关。

综上所述，要维持气体循环系统之正常，须有足够的气压、空气中氧成分须达一定浓度、人体的造血功能（红细胞量）须正常。三条件须同时满足，而且呼吸的品质也与空气的清洁度、温度、湿度有关。

此外，由于肾脏内含一百万个肾元，当行使再吸收作用或分泌作用时均需耗能，而能量之分解就非用到氧气不可，故其耗氧量远较心脏为大。若肾功能差，利用能量的效率差，自然须耗更多的氧气而致引起哮喘等肺病。故中医言"肺为气之主，肾为气之根"。要使气场强大，其本在于固肾、强脾（即胰脏，主气血生化）及洁肺（洁净所吸入之空气），则必可轻肺（减轻肺脏负担），以防止肺病产生。

致病因

慢性阻塞性肺病分为基因性及非基因性二种。基因性肺病源于身体缺乏抗蛋白酶，以至于白细胞在吞噬消灭细菌后所留下之蛋白酶会破坏肺泡壁。

而非基因性乃由于小支气管发炎引起呼吸道阻塞，以致肺泡肿大破坏。而当呼吸道变窄、氧气量不足时，人自然就会"哮喘"起来而呈现呼吸困难及急促状。其成因又分为：

◎**吸入过敏原**。如空气中之棉絮、灰尘、霉菌、枕头内所含之尘螨等。

◎**先天过敏体质**。如过敏性鼻炎、药物过敏或先天性对某些刺激物质过敏等。

◎**食物过敏**。如海鲜、牛奶、花生……

◎**感冒引起呼吸道发炎**。

◎**太剧烈运动伤及肺部**。

◎**突然的情绪变化，如太忧伤、紧张等**。

◎**温度、湿度的突然变化**。肺功能较差之人，调温及调湿的功能皆比常人差，故在温度或湿度急剧变化之时节，肺部受不了此种因状态改变而产生之抗力而生病变，又或在湿度较高的地区更容易发病。

◎**吸烟之毒害**。

肺病变种自我诊疗

肺病包括结核（肺部感染发炎）、慢性阻塞性肺病、哮喘及肺癌。肺癌归属癌症，请读本人另本著作《不药自愈》。

4 呼吸内循环疾病

肺炎已可用抗生素取得控制，而目前肺病中染病率最高的为哮喘及慢性阻塞性肺病。

慢性阻塞性肺病含肺气肿（肺泡壁破裂、气腔扩大）、气管病变（小支气管发炎、管壁纤维状化）、慢性支气管炎（长期咳嗽并含痰），在西医学上称其为不可逆疾病，即归属其为退化性疾病，以区别如哮喘病之病发又止之断断续续型之可逆性疾病。

肺病症状

肺病者痰液甚多，胸部有闷痛感，或者痰液呈黄稠状并带血丝，脉搏微弱。哮喘患者兼具"哮"和"喘"症状，即发作时呈呼吸急促、辅助呼吸机皆参与呼吸动作使锁骨下陷呈"哮"状及张口抬肩、满头大汗、剧烈咳嗽、鼻翼扇动、吐泡沫般之痰、呼吸呈现困难状之"喘"相，待持续数分钟或数小时得以吐出黏状痰液后，哮喘状方止。

肺结核，其症状为咳嗽、吐痰、吐血、胸部疼痛、呼吸急促。

另有因工作长期吸入大量尘粉而导致矽肺者，其痰液之色呈白而稀薄状，胸闷、胸痛。

肺部出毛病，会发现胸痛、呼吸急促、常伴有痰液，压按肺经井穴之少商穴及募穴之中府穴或原穴之鱼际穴，皆呈现明显痛感（图三十一）。当然，由于已伤及鼻喉，故关冲穴亦呈现压痛感。

肺病防治

哮喘病是一个热门的话题。事实上，每种病变都是渐进性而不是一触即发的。因为每种能量的传递都有其连续性（continuity），而所谓的急性症状，即能量瞬间加于某个系统导致病变，慢性病变则是经由异常能量逐渐累积至崩溃点后才发病的。而一种化学变化的进行，除了能量具备外，常须伴随有催化剂的催化作用方可进行。

所以任何慢性病的治疗法则不外乎有下列几项：

◎增强人体脏腑及组织功能。

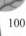

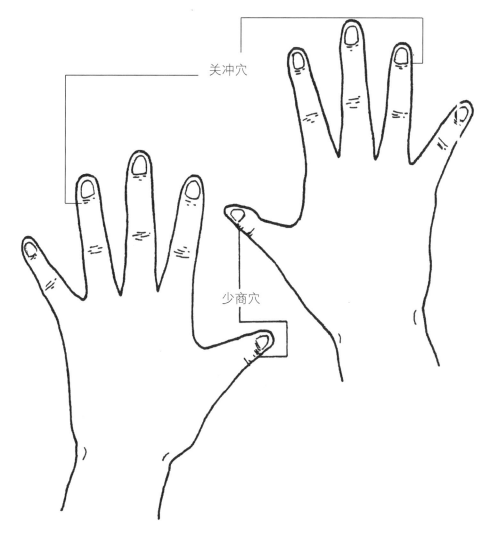

关冲穴

少商穴

图三十一　肺病及呼吸器官病变反射痛点及诊疗点关冲穴

◎减轻脏腑及组织负担。

◎避免输入异质或可能生成异质而残存于内之能量。

◎反射点侦测及调治。

◎统一精神，以气能、波能及意能消减病毒。若有必要兼以食疗法。

　　肺病属慢性病，虽然只在哮喘病发时有急症，但若不好好治疗，会如影随形地终生伴着患者，不可小觑。

故将其治法依上守则述于下。

◎**平常做适度运动，然后每三个月逐渐增加运动量：**虽然刚运动时会有气喘现象，但我们都知道，生物本身都具有较强的适应环境的能力。

哮喘患者既然遗传了过敏原之体质，会对某些刺激敏感，或天生就有一副狭窄的呼吸通道、伸缩机能较差的支气管或肺泡少的肺部，或鼻窦炎、鼻中隔弯曲等呼吸道系统疾病，那么不妨经由运动逐渐增加氧气的需要量着手。久而久之，细胞会将此种较大的氧气需要量视为常态，而逐渐调整增加氧气量，于是呼吸道系统功能就会强化，在平常呼吸量小或即使接触过敏原，也不易产生病变了。

◎**经由禅坐、禅祷或禅卧功来降低呼吸耗氧量：**常人若经常入禅、打禅，则其血压会转为"健康性"的低血压。因为能量的吸收率大，而且精神集中，血氧分压也随之提升，消耗率就下降了。身体不需要那么多的氧气，运送氧气的系统：心脏及肺部，自然就不需要那么劳累了。所以除了可降低血压之外，患者的呼吸状态也会逐渐由喘相转入风相，再转入息相，因为此时若有若无的呼吸已足够供给全身循环所需之氧气。

◎**每天做半小时以上的深呼吸：**由鼻孔、肚脐吸气（即吸气时腹部凹下），由嘴巴吐出气之深呼吸动作，可避免氧气经由肺部下送的过程，提高氧之吸收利用率，可有效防治肺病。呼气时，嘴形呈"吹"字音形，吸气时呈"吸"字音形，先呼后吸，此种"呼"字功可泻肺热气。

◎**饮食清淡、自然、新鲜：**当然最好能素食，肉类的分解吸收需耗时较久，需动用较多之氧气，而且其内的低密度脂蛋白（胆固醇）又容易在血管通道内形成阻塞。即使没有阻塞，身体运送此种大分子物质也需较多的血液流动量，自然需动用到较多之氧气了。人体任何能量的转换、流动的第一要素为需要性，所以我们需常吃清淡食品以减轻平常肺部的负担。

◎**辅以食疗：**据闻莲藕及杏仁可以补肺、定喘、止咳，可常常食之。

◎**常按摩肾经井穴涌泉穴或做呼啦圈动作以强肾，并按摩脾经井穴隐白穴以强脾。**

◎**感冒不容轻视：**按感冒防治法章节所述之方法防治感冒，因为肺病常以感冒为其发作之导火线。

◎**天气变冷时于喉部添加一条围巾保温**：如此将可避免因周遭温度降低，喉部急速向外散热，而减弱了将吸入气体加温的功能以防止未适度加温的气体侵入肺部引起肺部病变。

◎**调控空气湿度**：以除湿机或空调机，安装于工作或生活处调控湿度。一个北方人到南方工作或生活很容易罹患哮喘病，因为他们已习惯于甚低湿度的气候，一个突然的环境（湿度）变化会使他们的呼吸道适应不过来而生病变。同理若在南方患有哮喘病，到达北方生活后常有不药而愈的情况，因为此类患者在长期环境转换下，肺部调湿的功能也强化了。

◎**戒烟**：香烟内有尼古丁等刺激物，烟内每毫升约有二十亿左右之微细颗粒会黏附于呼吸道，引起咳嗽、多痰，未排出者就堆积于呼吸道，久而久之，此种"异质能量"就会引起支气管炎，甚至肺癌。

◎**注意空气污染**：在空气不洁（污染）地区工作或外出时，请戴口罩以滤除空气中之不洁物。

◎**因过敏常引起呼吸道不适**：分析并记录过敏原种类，然后避免接触或食用，如花粉、海鲜或尘螨等。

◎**避免太过劳累而且不可熬夜**：太过劳累而耗用大量氧气后，最糟的是身体的解毒系统，如肝脏及肾脏都容易因过度耗用，而无法迅速复原，很容易引起胰病、肝病、肾病，并导致肺部病变。尤其若未充分休息及睡眠，细胞无法发挥新陈代谢之功能，伤肾自然亦伤肺了（肾与肺为对偶器官）。

◎**放松心情有助哮喘病**：凡事只求尽力为之，勿因求胜心切而紧张、忧郁，抱持平和心态处世，如此当可避免引起高能量的脉冲电压，导致呼吸道管壁的急速收缩而引发哮喘病。

◎**哮喘病患者，可于寅时（凌晨三时至五时）刺激（针灸或绊贴或捏揉）肺经井穴少商穴，可见速效。**

◎**如病毒感染，可并用抗生素治疗。**

◎**化学对症疗法**：现西医针对哮喘病，都采用交感神经兴奋剂或茶碱以扩张支气管，尤其最近合成之吸入型肾上腺皮质激素，更被视为治疗急性哮喘病发作之主流。此种疗法虽可立即缓解患者痛苦，但长期服用后会破坏身体的肾、心之对偶性平衡系统功能，也就是说心脏机能常常被急化，很容易因此而罹患心脏病，急性发病时，若未来得及服药就很容易出现危险。

但不管是中医的麻黄碱或西医的肾上腺皮质激素都很容易造成心脏病。所以现今西医上所采用的对症疗法是否有必要改为对因疗法将是医学所必需面临的新课题，即"急治其症，症状暂解，缓治其因。"才是一劳永逸的系统疗法。

实例介绍

【**实例一**】萧先生为哮喘病患者，于凌晨四时发病，经中医师在少商穴针灸后，哮喘症状立除。

【**实例二**】笔者朋友之大儿子在南方自幼即染患哮喘病，药不离身，至北方求学后却不药而愈，去年回家省亲，第一天又哮喘病复发，其母亲责怪其为何不随身带药，他理直气壮地回答："在北方已三年未发作了，我怎么知道回家又会马上发病？"在家中安装除湿机后未再发作。

【**实例三**】李先生因感冒引起支气管炎，兼流鼻涕，经检查关冲穴及少商穴皆有痛感，在两处贴针灸绊后，两天后感冒及支气管炎皆好了。

【**实例四**】笔者前主编对儿子要求甚高，但其自幼染患哮喘病，而第一次发作乃是在感冒后，虽经西医采用支气管扩张剂暂解状况，然随时要在其身旁看护，不胜其烦。后就同时采用食疗法、健身疗法及精神疗法，即每天食用莲藕汤，做健身操并劝导其保持达观心境，不再给其精神压力，现已完全康复，三年未复发了。

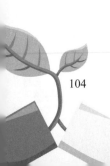

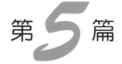

第 **5** 篇

常见腹腔疾病

常见腹腔疾病有：肝病、胆病、胃病、败肾、小肠炎、便秘、泌尿病变等。

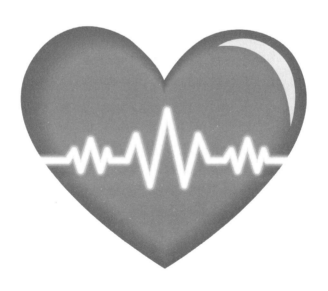

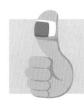

肝　病

肝功能

肝功能有五百种，主要者可分为三类：

◎**血糖储存库房，辅助胰脏调节血糖浓度。**如第一篇所述，血液中葡萄糖浓度需为定值，只有当糖、盐离子浓度正常时，一切新陈代谢反应方能进行。除了胰脏中之抗胰岛素外，肾上腺素亦能使肝脏中所储存肝糖转为葡萄糖，释放至血液中。血糖过少，人就会昏迷；过多则会引起眼病、肾亏、神经系统障碍，即糖尿病。

◎**分解蛋白质、脂肪及合成胆固醇。**肝能将蛋白质氧化成能量及氨（尿素），再经由血液送至肾，形成尿素，较复杂之脂肪也会被运送至肝中分解为脂肪酸。平常可燃烧生成乙酰辅酶A及热能，当量大于需要时，一部分乙酰辅酶A会转为脂肪（肉）形态储藏，一部分转为胆固醇。它可合成细胞膜，亦为维生素D及肾上腺素之原料并代谢成胆汁酸，而以胆汁储于胆囊，再送至十二指肠（小肠前端），以分解脂溶性维生素。所以肝可视为精致的能量组合工厂。

◎**异（废）物处理中心。**所有胃肠所不能分解之质或能，诸如酒精、药物、多余胆固醇、毒物等皆被送至肝，肝中酶素将与之混合变成离子，以便溶于水溶液，较易排泄，然后再与一些分子结合后去其毒性排出，故肝亦可视为解毒工厂。

致病因

当肝脏发生疾病时，起先会产生发热、怕寒、乏力、呕吐、恶心、疲劳易倦等急症。由于肝胆相照，胆亦生病变，血中胆红素太高，大部分伴有眼黄、尿黄、皮肤黄、口苦等俗称"黄疸"之症状，通称急性肝炎。

肝炎又分病毒性与非病毒性，前者又分为A、B、C、D型，其中以A型及B型较常见。

A型肝炎主要因不洁之食物带有某种滤过性病毒所引起，大都经口腔传染，较不具传染力，又称流行性肝炎。

B型肝炎内含HB抗原之滤过性病毒，主要经由血液散播病毒，例如孕妇传给胎儿、患者输血感染，故又称血清肝炎。C、D型与B型相似，但病情较轻。

此外，抽烟、喝酒也会导致肝损伤；或因吃药之代谢毒物侵肝；或因心、肺、肾功能不佳以致肝过劳；或过度疲劳及熬夜等导致肝细胞再生之不良；营养不良（主要为葡萄糖）引起肝糖的储存机能障碍；胆管阻塞无法储藏胆汁；胰脏硬化无法分泌胰岛素；或地中海贫血症及脊椎弯曲导致神经痛热能内传等皆可引起肝脏发炎，称非病毒式肝炎。

若急性肝炎没能妥善治疗，就会转为慢性肝炎而潜藏着病症。由于肝细胞的再生数小于肝细胞受损数，所以在再生处附近就会形成结节，并呈纤维状分割，肝就硬化膨胀，肝门静脉之血要注入肝脏即会遇到高阻力，由于需要性，此时门静脉会形成高血压以推动之。当阻力续增，血流会逆流入食管，使食管壁浮肿，称食管静脉瘤，甚至破裂出血。

而且由于血压增高，肾脏之醛固酮的分泌量会增加以吸收钠盐（为氯化钠结晶），水的过滤减少，水分会回积腹部，形成腹部肿大之腹水。若导致肝功能完全丧失，则称肝功能衰竭。且由于葡萄糖是脑细胞能用之唯一养分，若葡萄糖耗损太多（如过量饮酒时），而因肝病无法分解肝糖输送给脑细胞营养时，脑中枢就无法发出命令，形成肝昏迷。

若肝细胞长久病变，则再分裂增生的肝细胞就可能不受"特定分裂数"之指令控制而增生成瘤，是谓肝癌。

自我诊断

◎肝病时压按腹部肝经募穴期门穴或脾经之募穴章门穴（此穴兼为五脏之会穴）皆会出现明显痛感。

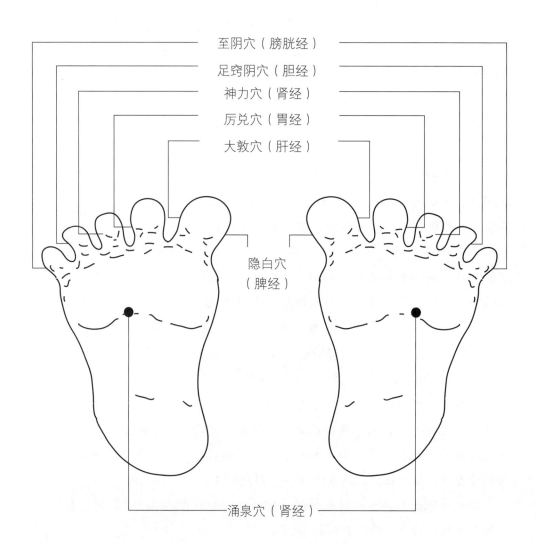

至阴穴（膀胱经）

足窍阴穴（胆经）

神力穴（肾经）

厉兑穴（胃经）

大敦穴（肝经）

隐白穴
（脾经）

涌泉穴（肾经）

图三十二　肝病反射痛点及诊疗点

108

◎按足拇指外侧之大敦穴（肝经井穴）亦必有明显刺痛感，并请压按脾经之隐白穴、胆经之足窍阴穴、肾经之涌泉穴、心经之少冲穴以确定相关脏腑是否有病变。（图三十二）

◎初发时会发热、畏寒、四肢无力、恶心、昏睡、甚易疲劳倦怠。

◎伴有黄疸症者，则其眼白变黄、皮肤变黄、尿液亦呈黄色。

◎肝火旺盛，谈话时由腹内呕出臭味。

◎严重的肝硬化者，由于微血管扩张，致在手掌及前胸会出现如蜘蛛状的血纹，称蜘蛛痣；另如前述，可能并发食管瘤，（摸食管壁有肿胀如痔）或腹水（摸腹部鼓胀，以手轻敲之有水声）。部分肾功能失调的男性会导致睾丸缩小及女乳症。

肝病防治

◎抗体再生

在幼儿时期注射肝炎疫苗及B型肝炎免疫球蛋白以培养人体对病毒之免疫力，则当病毒侵入身体，便可由肝细胞产生破解病毒之抗体。

◎质能的补充

肝细胞的成分为蛋白质及葡萄糖，故应多摄取蛋白质（如吃蛋类），并可在急性肝炎期以静脉滴注葡萄糖及氨基酸（蛋白质成分），以提供肝细胞再生的能源。

◎作息之改变（此处指的是顺应自然之作息方式）

·饭后稍事休息：饭后若能休息一会或小睡片刻，可使血流集中于肝脏及肠胃，可增强肝功能；小睡时人体可分泌肾上腺素，有助肝糖之分解。

·洗手后才吃新鲜自然食品：保持手部干净及食器、食品的卫生，当可避免病从口入，引起肝炎。

·多吃蔬果：蔬果内含纤维素可促进大肠蠕动，促进粪便排泄，由于排泄物是一种毒素，应尽量排出，相对地可减少肝细胞解毒的功能运作，也就是说，肝的负荷就减轻了，较不会积劳成疾。

·少食肉类：肉类主要为脂肪，当脂肪太多，肝细胞的分解工作自然就增加了，若超过负荷、分解不完，多余脂肪就储存在肝内，形成脂肪肝。

·早睡：由于胆经、肝经旺于夜晚十一时至凌晨三时，此时解毒功能最佳，故肝病患者除了不可熬夜，要有充分的睡眠时间外，也要尽早睡觉，最好于夜晚十一时前入睡。千万不要有白天补眠的观念，因有些激素只受"夜间睡眠"指令所控制下才会分泌。

·勿暴饮暴食：个人若将工作量分配得宜，工作虽多仍觉轻松，反之若在短时间内要处理过多的事情，则会觉得疲惫。同理，个人若暴饮暴食，则肝细胞的工作量就不均匀，容易过劳而引起肝炎。

◎不吸烟、不喝酒

当个人吸烟后，烟中的尼古丁等致癌物会随着肺送至血液，此时细胞会将之视为毒素处理而将其运送至肝分解，其代谢产物具毒性会杀伤肝细胞，故肝炎患者不可抽烟。

此外，酒精经胃吸收后，80%以上也是运送至肝脏处理，肝细胞内含乙醇脱氢酶可将之解离为乙醛及氢离子，乙醛会再遭分解为醋酸，最终产物为水及二氧化碳。但是氢离子却会燃烧肝细胞的线粒体，其状有如肝细胞自燃。除饮酒过量会导致肝昏迷外，久之，若肝细胞再生慢于损伤，则会形成肝纤维，导致肝硬化；此外，乙醛及酒精都会妨碍肝脏分解蛋白质之功能，于是形成脂肪肝及肝肿大。

故喝酒必伤肝，若属应酬，不得不喝，可于半小时前先喝甘蔗汁等高糖饮料或先吃点米、面垫底，甘蔗内含蔗糖，可转化为葡萄糖，米、面含淀粉，经唾液可分解为葡萄糖，如此血糖浓度会暂时增加，当人饮入酒精后，葡萄糖会与酒精作用燃烧而取代了燃烧肝细胞，如此对避免酒醉或伤肝，有相当程度之功效。

◎少吃药，尤其禁止诸药同食

判断患者肝功能，除了血常规检查外，亦可注入某种药剂，约经十五分钟后，抽血以测残留血中之药值而定。原因在于肝细胞会将药视为异物处理，先由相关酶素与之混合变得较离子化再与其他分子结合而排出，而其中间代谢的产物常具有毒性，会伤害肝细胞（自然也会伤胆），所以除非经医师指示，尽量少吃药，例如感冒发烧时服用解热镇痛药，若服过量，伤肝甚巨；尤其切忌诸药并食，因为药物彼此之间又会产生新的化学作用而严重伤害到肝、胆。

◎食疗法

民间除了吃鸡肝、猪肝等动物的肝脏以补充肝脏受损所需之复原成分外，另流行一种喝蚬汤以治肝病的方法，具有相当的疗效。虽然其医理尚未明朗，但却相当简单实用，故介绍如下：

每天半斤蚬，加清水置于碗中，约十分钟待其将沙吐干净后，将蚬置入饭盒内再放入电饭锅内蒸，待其熟后，喝汤。切记患者勿食蚬肉，若同食，因蚬汤与蚬肉同质，会再度吸附在蚬肉上，则疗效较差。

◎井穴疗法

基于安全因素，为避免针刺及艾烧对人体构成伤害，所以虽然可以针对病症沿其相关经络之穴道加以针灸，但由于脏腑藏于胸腹，故针灸较少由胸腹下针，通常针灸手臂时不超过肘部以上，针灸脚时不超过膝盖以上，而井穴即合乎此原则。

对于肝病患者可以针灸、艾烧、烟烧、热水敷、按摩、意守、贴绊或气疗肝经井穴大敦穴，其效果甚至优于药效。

虽然肝脏位于人体偏右侧，但器官自身亦有左右侧，故应左右脚之大敦穴一起检查，以确定是单脚实施或双脚同时实施。也就是说，若只一脚有反射痛感，针对一脚实施即可；若双脚皆有痛感，则双脚同时实施。使用意守法时，若双脚同有痛感，先意守一脚，约二十分钟后再意守另一只脚。

◎磁疗法

虽然募穴位于胸腹，不适宜以针灸法疗之，但可以意守，亦可用磁疗期门穴法以治肝病，市售之磁疗器可以轻易找到穴点，然后置于期门穴上即可。

◎禅卧功疗法

如第二篇图六所示，采用禅眠（卧）姿势躺下，以"心眼"观视肝脏病痛处或期门穴、大敦穴，三者任择其一后入禅，约二十分钟许，身体自主发功，手脚快速抖动，所生之功场会拂掠过肝脏及相关脏腑（如心、肾、胆、肺等），随时可为之，一天至少一次，三天内必可自我侦测到黄疸渐消失且不易疲劳了。

◎念波意守法

如第二篇所述，实施禅卧疗法前，先加以细胞对话之念波疗，更有速效。此时的细胞对话用语可设计如下："消除疲劳，治疗肝病，恢复健康。"

另外，上述方法并不具排他性，相反，各种方法相辅相成。也就是说，若一天内实施方法越多越有功效。读者可放心为之。

实例介绍

【实例一】笔者大学毕业时，应征某公司，肝功能检查不合格，经朋友告以喝蚬汤之古方，遂按法实施，一个月后，黄疸消失，肝功能复检合格。

【实例二】某一朋友因商务至美洽谈，回国后眼白现黄，日日昏睡十小时以上，两个月未与太太行房。经检视后，右脚大敦穴有明显痛感，且由于乱服药，胆经足窍阴穴亦有痛感。服食蚬汤后虽较有精力，但由于其胃原本不佳，故有胀气现象，遂改以禅卧功疗。经过一周治疗，精神抖擞，眼黄消失，每天睡六小时，大敦穴、足窍阴穴之痛感皆消失，肝病痊愈了。

【**实例三**】读者来函："敝人患有肝病，精神非常的差，自从听了你的指示，每天搓捏手指足趾及做禅卧三十分钟，现（二十天后）已经病好了，而且精力恢复……"

生活调理

由于肝脏是复杂的质能处理中心，肝细胞相对的比其他任何器官容易受到输入能量的破坏。虽然它具有再生能力，但是它也跟其他细胞一样，具有一个特定的分裂数，等到达此分裂数之极限后就无法再行分裂。

也就是说，肝细胞就无法再生，肝脏开始老化。而每次肝细胞分裂之进行，是在脑中枢评估肝细胞已被破坏后方才执行的。

那么，就物理学的观点而言，只要我们输入的是简单干净的足额能源，如以多样少量之素食方式，肝细胞就相当地轻松了，不会动辄受毒害而分裂再生。除了基因异常等特殊因素外，肝脏细胞就不会积劳成疾了。

当然，由于肝细胞再生除受质能因素影响外，亦受晚上睡眠的时空机制所控制，所以熬夜行为尽量避免。如果万一病变了，请按照上述方法选择一种或数种为之。

除非器官完全损坏，否则你当可恢复健康！也请记住，保健为先，千万勿忘了保健，而等病变临身才来治疗。"预防胜于治疗"绝对不是一句口号。

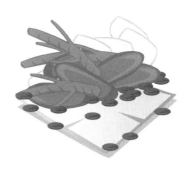

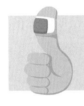

胆　　病

胆功能

胆属阴经，因为它只是一囊状物，负责储存肝脏所分泌的胆汁。胆汁内含胆盐，属碱性，它可中和胃酸，防止酸液腐蚀肠壁，并可将脂肪乳化为脂肪小球以供胰液继续分解，并参与脂溶性维生素（A、E、D、K）的消化与吸收。

胆汁是由肝脏将胆固醇分解而得，胆固醇是细胞膜的合成物质，并为性激素、肾上腺素的原料。也就是说，胆功能的好坏决定于原料（胆固醇）的纯度、浓度、密度及生产工厂（肝脏）的好坏，故曰："肝胆相照"。

肝病必导致胆病，而胆管阻塞、胆囊炎、胆结石也会使胆汁阻塞而引起肝脏病变，当然初期的胆病变还不至于立刻引起肝病变，所以胆病最好在初始征兆（眼白或尿液呈黄色之"黄疸症"，或压按足窍阴穴有痛感）出现时，立即加以治疗。否则由胆病导致肝病，肝病又加深胆病，如此循环累积，肝胆病会很快由初发症状转为急性发作并迅速转入慢性病。

胆汁会在下消化道再度被吸收经门脉循环后回到肝脏内，如被再吸收的量多，则体内胆固醇的氧化分解量就减少，因为人体所需要的胆固醇总量是固定的。故若摄取太多的胆固醇或太多的营养（过量的糖类也会合成胆固醇）则留于血液内的胆固醇量就会增加，也会减低体内胆固醇的代谢速度及数量。

也就是说，"多食"只会使胆汁的新陈代谢功能减弱，而增加蔬果的摄食百分比，以提供充分的纤维素促进大肠蠕动，增加胆固醇及胆汁的排出量，可促进胆汁的新陈代谢功能。以此提升胆汁的性能，将可相对地提升胆腑的功能。

致病因

胆汁由肝内小胆管入胆，经胆总管与由胰管导入之胰液在所谓的壶腹部一起注入十二指肠，当肠囊或胆总管因胆结石、肿瘤堆积阻塞，肝脏发炎感染，肝内小胆管堆积淤塞，药物伤害肝胆或者是肝性糖尿病，皆会引起胆病。

自我诊断

◎眼白及尿液呈黄色。

◎慢性病患者常感上腹部不适，多于饭后发生。

◎胆绞痛发作时，除右上腹绞痛外，亦又可能波及右肩胛下，并持续数分钟至数小时，偶伴有恶心呕吐，若进食油腻食物则会加剧症状。

◎压按胆经井穴之足窍阴穴可有明显痛感（图三十三）。

◎因肝胆相照，而胆属腑，司被动性之储存功能，而肝属脏，司主动性之生化功能，故胆病常为肝病之表征，所以在大敦穴也常可发现明显痛感。

胆病防治

◎先检查大敦穴，看是否有明显痛感，如有，而且其痛感较足窍阴穴为甚，表示病源在肝脏，则按肝病防治法治疗，通常肝好了之后，胆也好了。

◎若只有足窍阴穴出现反射痛感，则为单纯的初发胆病，只要针对足窍阴穴行井穴疗法即可。

◎胆病的起因十之八九为胡乱吃药，包括药酒，因为肝会将其视为异物处理以致伤了肝、胆，尤其同时吃多种药，会引发胆病，故必须尽可能减少药的种类，最好采用物理疗法，当罹患胆病时，通常停药数天后，胆病就好了。

◎多吃蔬菜、水果，使体内纤维素的成分增加，提高大肠的蠕动，以增进胆固醇的排泄，提高胆汁的新陈代谢率，可有效防止胆病。

◎少吃肉类，并减少高热能食物的摄取，以减少从体外摄取胆固醇的比

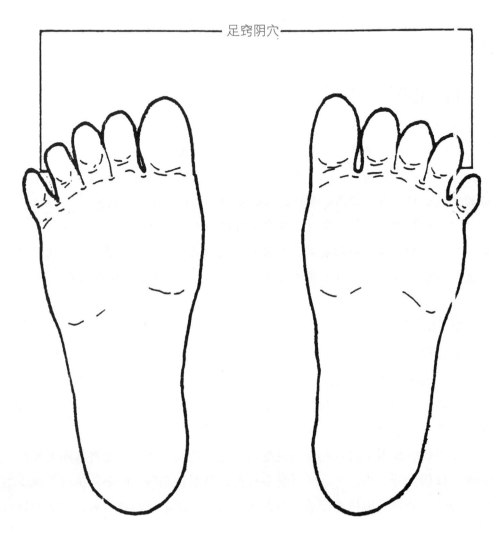

图三十三　胆病反射痛点及诊疗点

例及数量。

◎采用禅卧，每天三十分钟，一个月内可治好胆病。

◎若胆绞痛甚巨难忍，极可能为胆结石严重阻塞胆管或胆囊，请急速就医，洽询切除胆囊的必要性。当然，虽然切除胆囊在现今医学上只是一个小手术，但除非没有其他方法可行，否则尽量避免，因为切除任何器官都会波及其他器官及组织，并引发经络受损而引起相关病变。

实例介绍

【实例一】笔者朋友，某日告以最近疲倦异常，检查其十二井穴，唯见足窍阴穴现痛感。经询最近是否常食诸多药物，果不其然，谓同时服用降肝火、补肾、调经等药物，经按摩足窍阴穴十五分钟后，痛感减弱，并劝其中止服药以缓解病情，三天后痊愈。

【实例二】某公司少董三个月前至国外出差，回来后每天昏睡十二小时以上，经检查大敦穴及足窍阴穴皆现明显痛感，劝采用禅卧后五天痊愈。由于其习过禅坐，行禅卧功时三分钟就可引发谐振现象，经治好此病后对禅卧充满信心，现每天必定做此功，未再患病。

【实例三】张小姐告以常感昏沉欲睡，经检查十二井穴，在厉兑穴及足窍阴出现明显痛感，经询问得知其因胃病吃多种中、西药物（含消炎剂），经劝停药四天，禅卧，治好胆病后其胃病也逐渐好转。

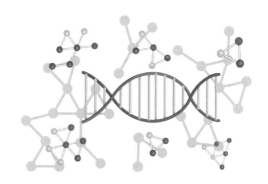

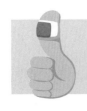

胃　病

胃功能

当食物从口腔进入后，唾液中所含之淀粉酶可将淀粉分解为麦芽糖（是一种双糖），其中只有一部分的麦芽糖可以分解为葡萄糖（是单糖）。当食物被咀嚼进入胃后，再由胃液消化。胃液中含有盐酸可活化蛋白酶并具有杀菌功能，蛋白酶可将食物中所含之蛋白质分解为多肽类（经小肠消化后其终结产物为氨基酸，即尿素），黏液另可将食物变为乳浆状，食物约在胃内停留二十分钟，后再送往十二指肠、小肠、大肠等消化器官，最后再经由肛门排出。

胃病成因

胃内层为胃壁，其上有黏液保护，防止具有腐蚀作用的胃液侵蚀。

由于胃液乃由胃酸（盐酸，乃一种强酸，pH为1～1.5）、蛋白酶、凝乳酶（婴儿才有）与水合成之强酸液体，故若无黏膜保护，胃则易受伤害。

胃病有胃炎、胃糜烂、胃溃疡、胃下垂、胃癌等。

胃炎指胃壁黏膜产生萎缩性变化，使得胃酸分泌达不到正常值、消化力较差、容易饱胀，常见于年纪大者，属老化症状。若胃黏膜受侵蚀或磨损而有破损，较浅者称胃糜烂，较深者称胃溃疡。若胃细胞产生癌变，则称胃癌。另外当胃神经兴奋导致胃壁骤然收缩时称胃痉挛。

正常人的胃，乃位于脐上方三寸处，从正常位置下降一寸以下称胃下垂，其因乃是胃部肌肉收缩力减弱，以致食物无法顺利地从胃送到十二指肠。

一般所称胃病，大都指胃糜烂或胃溃疡而言，其成因如下：

◎胃酸太多侵蚀胃壁

西谚有："无酸、无胃溃疡。"形成胃中酸液太多的原因，通常是由于吃食太多甜点。

当我们吃太多甜食，如香蕉、蔗糖等含高糖物质，往往有呕酸现象。尤其是胃功能不佳之人，其现象更明显，其因乃由于甜物多含糖类（碳水化合物），当它水解产生能量时会生成碳酸，与胃的分泌物盐酸皆属酸类。太多酸累积至某一程度就会穿透黏液、侵蚀胃壁。故曰："甜伤胃。"

◎不正常之作息方式

如过夜生活、常熬夜、不吃早餐、不细嚼慢咽等不良的生活习惯，都有可能引发胃疾。如日本人染患胃癌的比率高居世界之冠，除了其喜欢吃腌制食物外，大都由于来不及或因早餐太贵而不吃早餐，违反了自然生理周期。

因为早上七时至九时的用餐时间是胃经最旺时，胃酸分泌最多。若无食物可以分解，多余胃酸留存胃部，初期可能穿过黏膜腐蚀胃壁，长期后（三四个月）细胞就视此"病态"（不需要那么多的胃酸来消化食物）为常态。也就是说，胃液不活化、分泌减少，对食物的分解能力减弱，一旦遇粗硬食物便无法消化而刺破胃壁形成胃出血。故患胃溃疡的人其胃酸含量反较常人为少。

过夜生活者或常熬夜的人，则违反了特定时间睡眠的大自然原则，由于身体有些生长激素受"夜间睡眠"指令所控制，即只有夜间睡眠才能分泌，故损耗之胃组织经由夜间睡眠修护的能力就减弱了，若再未食早餐则受害更大。此外未细嚼慢咽者，食物中所含之蛋白成分并未变为细小分子，如此则增加了胃的工作量，容易积劳成疾，或遇尖硬物而刺破胃壁。

◎常过食或暴饮暴食

每种组织都有最大极值的工作量，若超过其极值称为超负荷，当一物质过超负荷太久则容易疲乏而产生变形或病变。也就是说，不仅人会积劳成疾，细胞、脏腑也会积劳成疾。

若常过食，则胃细胞常常超负荷工作后就生胃病。尤其暴饮暴食者，食物量一下子超过胃负荷量，一下子又空无一物可消化，最易导致胃病。

◎大量喝酒或长期喝酒

喝少量酒可以开胃，但若未先食用米饭，则因酒精会抑制肝糖原的分解，且肝脏之线粒体会燃烧，导致血糖下降，往往造成空腹之错觉，而大鱼大肉地吃，故曰"酒足饭饱"，而致胃过劳。

若一下子喝入太多酒，酒精直入胃内，胃壁会被瞬间扩张，由于表面积增加，但质量一定，故密度变小，即胃壁变薄了。其理有如把气球吹大时，气球表面就愈薄，也就愈易破裂，而造成胃出血。即使未超过胃的负荷，长期扩张的结果也会使其长度扩增、弹性减弱，造成胃下垂；若横向扩张，则形成啤酒肚。

所以喜欢喝酒的朋友请记得，务必在喝酒前先食用饭面或甜点，但勿过量，如此则可开胃，促进血液循环，又可避免酒醉。

◎过量食用辣椒、胡椒、咖啡等刺激性食物或常受刺激者

当食入刺激性、兴奋性食品，虽可暂时提神，且由于交感神经受刺激会促进胃肠道蠕动，但若长久为之，胃细胞会将其视为"常态"，只有当摄入刺激性食物时才会使胃肠蠕动力达水平值。

也就是说，在平常未食兴奋性或刺激性食品状态下，胃肠道的蠕动力相对减弱了，容易造成胃痛。

◎生活过度烦恼、紧张

个人若因生活压力太大，会变得过度烦恼、紧张，也就是说产生了一个高电压的脉冲。由于细胞是种电性血浆，当电位异常就会影响细胞膜的渗透压，进而影响包括钾、钙等离子通过细胞膜之多寡。由于钙离子浓度会影响神经传导素及激素之分泌量，其中之一就是类属多肽类激素的胃蛋白酶。

简而言之，容易忧虑紧张或求胜心切的人，其胃功能绝对不佳。因为胃蛋白酶缺乏，而盐酸却过多，除了激化胃蛋白酶外，留下过多之盐酸侵蚀胃壁之故。

当人兴奋或紧张时，高电压脉冲会使血管壁受压而引致血压暂时升高，

由于人体是一自动平衡系统，此时会产生"减压"信息，此信息会刺激心脏分泌心房钠尿肽，而促进钙、钠、镁及水分排出，以减降血压，导致血中钙离子浓度减低而未达标准值，引发许多新陈代谢之功能障碍，包括抽筋、胃痉挛等。

◎胡乱服用抗生素等药

有些人一生病，特别是有发炎症状，未请教医师配以中和之胃药，就自己到西药房买抗生素来吃，往往会因药的酸性或毒性而伤害到胃。

◎感染幽门螺旋杆菌

若吃入不洁食物，尤其对消化不良的人而言，很容易感染幽门螺旋杆菌。此菌易聚居于胃黏膜的黏液上，由于细菌之细胞膜电位较高，由渗透压理论来分析，如前述，会影响正常细胞膜之电位，进而造成胃的生理变化，包括胃蛋白酶之分泌异常等，进而形成胃病。

◎吸烟过量

由于烟的微粒甚小，虽然吸烟后，烟中的尼古丁大部分进入肺部，但仍有少量会进入胃部。由于胃液无法分解，这些微粒就会与黏液混合后沾于胃壁上，污染了胃壁，久而久之，太多的积粒会使部分黏膜失去黏液的保护而引发炎症。

此外，不管是生理上（吃入食物）或心理上的刺激，都能引起高能量的脉冲，沿着神经传达到胃肌肉。若超过胃壁肌肉所能吸收的反应速度值，就引起胃痉挛。

至于胃癌乃癌之一种，由胃细胞病变而成，另见《不药自愈》章节内专门讲述。

自我诊断

胃炎患者，左侧上腹部会有不适或痛感，初患者压按背后之胃俞穴会有痛感，若转为慢性，则压按前胸胃经之中脘穴（图三）或井穴厉兑穴，皆有明显刺痛感（图三十四）。此外，进食容易饱胀、有厌食感、容易恶心、呕酸或觉左侧上肢隐隐抽痛，甚至心悸、低血压。

胃下垂患者会便秘，以双手托其下腹，则胀感会减轻，胃内有水振动声，同时会引发头重、头痛。

胃溃疡患者会有呕血、解出黑色大便现象。

胃癌患者由于癌细胞之不停增殖阻塞肠胃，患者无法消化食物、体重会逐渐减轻、脸颊消瘦、上腹肿大，而且患者往往会因疼痛而不时惨叫呻吟。

胃痉挛患者会觉得整个胃部都抽搐起来，疼痛如绞。

胃病防治

◎**化学疗法**：服用各种制酸剂，包括胃乳片、胃乳液，内含氢氧化铝、氢氧化镁等碱性物质，因酸碱中和，故可减少胃中过多的酸液。另外，由于胃酸是经由胃壁细胞上的氢离子泵以运转力打入胃腔内，故另可服用氢离子阻断剂，以减少胃酸的产生，或尝试以消炎药杀死幽门螺旋杆菌。现已有所谓三种方法加起来之"三合一疗法"，最近也有采用胃动力药，以促进胃肠蠕动来增加胃功能的。

◎**常食用卷心菜**：卷心菜内所富含之维生素U是修护胃壁细胞、抗胃溃疡的因子，宜多吃。

◎**脚底按摩**：在左脚拱形内凹处（脚心），大概在肾经井穴涌泉穴处一带状区域为胃病反射带，有胃病者压按之会觉酸痛，持续压按则可使痛苦减轻，感觉较舒服，经常按摩，可治疗胃病。

◎**穴道疗法**：针对胃经募穴之中脘穴或井穴之厉兑穴施以针灸、压按、气疗、贴绊、意守、热敷皆可治胃病。由于胃功能不佳之人消化不良，有可能亦导致肝、胆、脾病，故宜一起检查大敦穴、足窍阴穴、隐白穴以确定其他脏腑疾病是否存在而必须同时治疗。

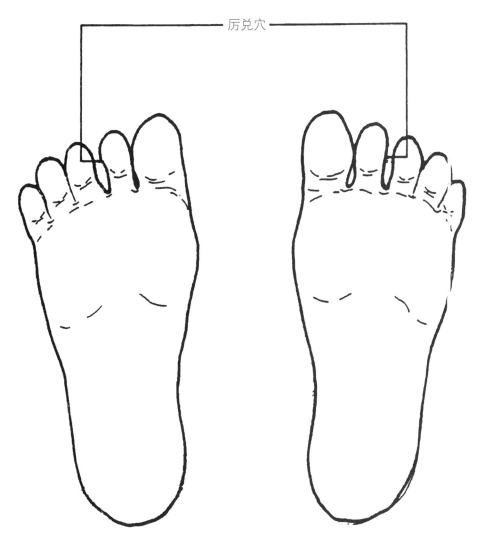

厉兑穴

图三十四　胃病患者的反射痛点及诊疗点

5　常见腹腔疾病

◎**改正不良的作息方式**：尽量不熬夜、早餐要吃、少吃腌制或盐制食物、要细嚼慢咽、勿暴饮暴食或过食、作息不要日夜颠倒、少吃甜点、少抽烟、少喝酒，及少食辣椒、胡椒、咖啡等刺激性食物，并勿自行胡乱服用抗生素，若要服用抗生素一定要服用胃药以保护胃壁，并且改正食易消化食物习惯，改食坚硬难消化之物以磨炼增加胃的消化力，才可以治好胃病不复发（见《不药自愈》）。

◎**保持祥和安逸的心态**：勿过度地兴奋、忧虑、紧张，尤其是生气。记得有一部科幻片，描述一个外星人侵入地球，科学家不论用什么方法都没办法消灭它，最后它缩小钻入某人的肚子内，结果那聪明的人就以联想仇恨敌人的方式，让自己在生气的状态下，使胃分泌大量强酸而把该顽强的敌人分解消化掉。虽然这是个科幻故事，但也让人警惕：生气时所分泌的胃酸，其腐蚀性有多强，更何况区区胃壁了。

◎**当胃痉挛时，在胃俞穴（图二）上用力压按两分钟**：放手后，再压按二至三次，即可止住胃痉挛现象。胃下垂的人多因过食所造成，故胃下垂者应少吃，而且要多吃蔬果，藉促进肠道蠕动，以补胃消化力之不足。

◎**勿进食太烫或太冷之物**：尤忌在吃食高温食品后因"口渴"而喝冰水。不管是温度太高或太低之物，进入胃中都会与胃壁之间有大量热能的传递，如果不能为胃壁所吸收，就会伤害胃壁。尤其忽热忽冷的温度变化会使胃调适不过来而引起伤害，不可不慎。

◎**定期健康检查**：透过胃镜及X线检查以期尽早发现病变种类，加以治疗。尤其胃癌早期，及早医治，切除癌细胞或黏膜，则患者存活率极高。

◎**胃疼时，立即拉开衣服，将手置于患部，实施气疗**：可适度减轻痛苦。

◎**在厉兑穴（图十二）贴绊**：由人体α波共振并创新气血，对治胃病具极大功效。

◎**多摄入蛋类**：补充足够之蛋白质，少吃脂肪类食品，因蛋白质为胃细胞之主要成分。

◎**禅卧治疗胃病有相当功效**：锻炼时请以心眼凝视中脘穴或厉兑穴，其效更佳。

总之，肝病、胃病都属"富贵病"。除了胃穿孔、胃息肉阻塞幽门造成腹痛需急诊手术外，若属长期积累所导致之疾病，要完全复原通常不是一二天可达成，但若能按上法长期坚持，必可治好胃病。永记下列十字并奉行之，必可跟胃病说"不"，那就是"食硬、无酸、无火（气）、睡好、练气"。若能加上贴绊，则效果更速。

实例介绍

【实例一】王先生因不吃早餐的习惯罹患胃病，压按右足厉兑穴有明显痛感。经改正不吃早餐恶习，并每天实施禅卧功十五分钟，半月后胃病痊愈，压按厉兑穴已无痛感。

【实例二】笔者二妹患胃癌，于末期时每天会要求家人帮其按摩脚底，以止住其癌细胞吞噬其他脏腑之痛楚。当我们手一离开其脚底，即惨叫连连，却因发现得晚，仍然在一年后吐血而亡。但笔者曾教导多位朋友施以脚底及井穴按摩，确已治好五病例。（见《不药自愈》一书）

【实例三】家母有遗传性胃病，教以井穴疗法现情况已大为改善，刚开始时，一碰其厉兑穴即疼痛地缩回脚跟之情况已好转。

【实例四】有位女性朋友患胃病后常呕酸且便秘，在胃经募穴中脘穴贴上磁力绊后，便秘好了，胃痛也甚少发作。

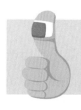

败　肾

肾上腺功能

中医所说的肾，其实指的是副肾，即西医肾上腺所在之处。其位于肾脏上方，是一白色带黄的小三角形结构，外层称皮质，可分泌糖皮质激素、醛固酮、性激素（雄激素和雌激素）；内层称髓质，可分泌去甲肾上腺素。糖皮质激素主要用于调节血糖浓度，可抗发炎；醛固酮主要为调节体内盐类（可吸钠排钾，为一增压素）的浓度，两种合称肾上腺皮质素，另外雄（雌）激素可促进雄（雌）性第二性特征之突显及生殖器官之发育。

在男子另有睾丸亦可分泌睾酮，而女子则另有卵巢分泌雌激素及黄体酮（黄体激素），调节女子性特征、性欲及性能力（包括怀孕及受胎）。

交感神经素可调节血液循环的速度，并协助身体应付紧急状况。

由上可知，"肾之为用也，大矣哉！"肾主精、气、神，因为性激素分泌与精元息息相关，血糖调节又与气血生化有关，交感神经素又操控人的神经传递，决定人的精神状态。

当然，肾脏与副肾是个小系统，与人体其他脏腑合为大系统，也就是说，彼此之间唇齿相依。比如说肾脏滤毒、排泄的功能不佳，人的神、气缺乏，能量都耗在神气的调节上，自会导致精元亏损。同理副肾功能差，血糖调节能力差，肾脏就须多花一些能量在过滤及再吸收功用上而易过负载而生病变，当然也易引起糖尿病。而糖尿病患者的性功能差也已是一项众所周知的事实。

大脑是人体的指挥中心，肾上腺皮质素及性腺的分泌都受脑部脑下垂体的调控，它可分泌各种"刺激素"，以刺激各种激素的分泌。所以对于挽救"败肾"，第一先决条件就是要靠脑部的坚定信念，也就是要常常想着"我行、我行、我精力超人"。如此透过细胞对话的历程，可刺激脑下垂体，进而刺激性腺及肾上腺皮质素之分泌，而收培元固本，强精壮肾之功。

败肾原因

◎高血压或心脏病：由于性行为会使人体兴奋、脉搏加速、血压增高，所以高血压或心脏病患者由于恐惧病发而抑制脑下垂体及性腺之分泌，常导致阳痿、性冷淡及早泄。

◎糖尿病：由于血糖浓度异常、神经素的传达异常，对兴奋、痛楚的感觉迟钝，使神经中枢无法传递勃起所需的兴奋神经信号，以致勃起中枢无法充血而导致阳痿。

◎注射太多雌激素：有部分女性因为爱美，注射过量的雌激素，虽使女性性征较明显，皮肤细腻，但由于雌激素过多会导致脑下垂体分泌减少，久之反降低性欲，往往会导致性冷淡，不可不慎。

◎生殖器或泌尿器官发炎：由于发炎，男性勃起会疼痛，女性则惧怕摩擦所致疼痛而无性欲。

◎不愉快的性经验：任何不愉快的性经验，包括受暴力、嘲笑等都会导致性冷淡或不能勃起。

◎性爱伴侣的不专心：若对方不专心，常会导致性冷淡、阳痿及早泄。

◎熬夜：熬夜会影响精元的再生而导致阳痿、性冷淡。

◎事前饮用太多液体，以至于尿道充满压力往往会导致早泄。

◎喝酒太多：会影响血糖浓度而影响神经的传导失常以致阳痿、早泄。

◎前戏太长往往会导致未性交前兴奋能阶的梯度累积上升至超越最大兴奋崩溃点而早泄。

◎过劳：过劳指消耗的能量大于吸收的能量，精元耗损速度大于生化速度。

◎肾脏病变：如前述，亦会败肾。

◎肝病或肝功能差会导致新陈代谢失调而引起性能力下降。

自我诊断

◎败肾通常指性冷淡（缺乏性欲）、阳痿（临事不能举起）、早泄（在很短时间内即发泄），泛指一些老是精力缺乏、无精打采者。

◎压按肾经井穴涌泉穴或神力穴出现明显痛感，而继续压按时，经由调节的功能发挥，脚底及全身会出现热感（图二十四或图三十五）。

◎常伴有精神抑郁、失眠、遗精、头痛等所谓神经衰弱症。

败肾防治

◎检查并按本书上方法治疗肝病、肾病、糖尿病、高血压、心脏病等。

◎若有注射雌激素者，请中止。

◎看心理医生，解除心理障碍，忘却不愉快之性经验，或经由自我暗示法解除之。

◎要求性伴侣专心对待。

◎尽量勿熬夜。

◎做爱前勿饮用含酒精的饮料。

◎避免前戏为时过久。

◎在精力充沛下从事性行为。

◎涌泉穴意即"涌出生命之泉的穴道"，经常压按之，可治性冷淡，强化精力。若在禅卧功下意守涌泉穴，定可使精力百倍。

◎平常多练习深呼吸兼以提肛同时内缩阴道（或阴茎）之动作，可使男女精元强固。

◎事前充满信心。

◎每天两个鸡蛋，五百毫升牛奶，可使精力旺盛。

◎男子意欲射精前，放松肩膀，闭目，吸气，阴茎微抽离阴道采取浅入状，再吸气提肛或抽出变换姿势，可防早泄。

注：至于一般的肾脏病，治疗法请另见后面"泌尿病变"章节及《不药自愈》一书。

实例介绍

【实例一】廖先生年少时由于精力旺盛故常常梦遗，由于误信传言，婚

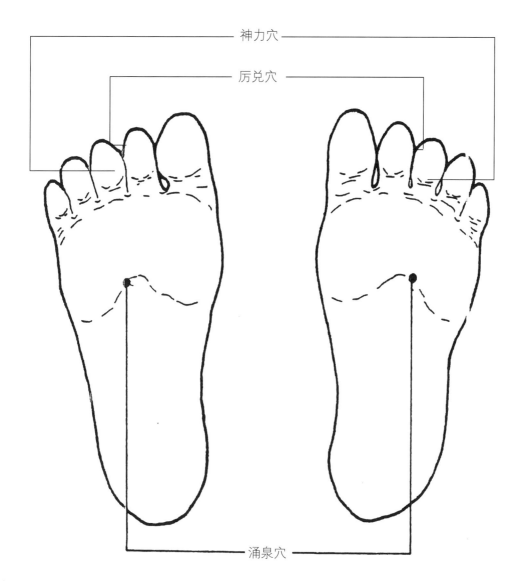

神力穴

厉兑穴

涌泉穴

图三十五　败肾（无精力）反射痛点及诊疗点厉兑穴

5　常见腹腔疾病

后发现自己缺乏信心，患早泄症。经其妻子再三鼓励且疼惜有加后，于是终能重建信心，治好早泄症。

【实例二】陈先生年约四十，常觉精力缺乏，两个月方行房一次，经每天两个鸡蛋，一瓶牛奶的调理后，现精力旺盛，前后判若两人。

【实例三】丁先生年约三十，患性冷淡及早泄，禅卧三个月后现已痊愈。

【实例四】林太太长期身体冰冷及性冷淡，常因脚冷而失眠导致脾气大，性欲下降。经教导每日压按涌泉穴二十分钟后全身发暖，除治好失眠症外，现也每天神采奕奕，问及其夫妻恩爱情事，总笑而不语。

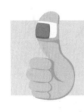

小 肠 炎

小肠功能

小肠之前段称十二指肠，上接胃部，下接大肠。由于胃含胃酸，故另有由胆囊经胆总管送来高pH（碱性）的胆汁，以中和胃酸，使食物易受肠内消化酶（胰液之pH在7.8～8.8）之作用，而胆汁中之胆盐亦能使脂肪乳化成小球状，增加其表面积，使易与脂肪酶接触。至此准备工作算已完成，此时由胰脏所分泌之胰液亦由胰管注入十二指肠。

胰液内含淀粉酶，可将淀粉分解为麦芽糖（属双糖）；含蛋白酶可将蛋白质分解为多肽类；含脂肪酶可将脂肪分解为甘油及脂肪酸；并含核酸酶，可将核酸（DNA、RNA）分解为核苷酸。食物进入小肠后，肠壁的肠腺体会分泌肠液，将以上所有的大分子全部分解为小分子，即以双糖酶将麦芽糖等双糖转化为葡萄糖等单糖，以多肽酶将肽类分解为氨基酸，又以核苷酸酶将核苷酸分解为核糖、磷酸及含氮盐基，此为小肠的前半段消化作用，后半段则负责吸收作用。吸收的部位在小肠内壁，内含绒毛，绒毛内有微血管及淋巴管，藉扩散或经主动运输营养经静脉送回心脏（有部分须先送至肝处理）再送至全身体细胞。

肠炎成因

常见的小肠炎包括十二指肠溃疡之肚脐周围腹痛及拉肚子。

十二指肠溃疡的主要原因为胃酸分泌过多侵蚀肠壁，当然若肝胆病则胆汁分泌太少无法中和胃酸，亦有可能引起十二指肠溃疡。而拉肚子（腹泻）通常是由于吃了不干净、有毒、难消化的食物或饮料而感染细菌或病毒导致肠内病原菌增加；此外痢疾杆菌侵入肠时亦可能引起急性肠炎。

另睡觉时着凉、饮食过量、金属及药物中毒、精神压力太大都会引起下痢。正常人的粪便含有70%至80%水分，超过90%时称为下痢。

自我诊断

◎十二指肠溃疡症状包括呕吐、恶心，呕酸等。

◎一般腹泻则除呕吐、恶心外，有急便现象，呈稀疏状，甚至黏稠见血。

◎痢疾患者则是在感染后一至七天，方出现高烧、腹痛、腹泻，全身乏力。

◎压按小肠经井穴少泽穴，会出现明显痛感（图三十六）。

肠炎防治

检查厉兑穴是否现痛感，如有，表示系十二指肠溃疡，因为它是胃酸不正常所引起，当然也会反射在胃经井穴上。如是，请按胃病疗法治之。如果没有，则是小肠炎，则可采用下法治之：

◎至医院打点滴，补充电解质及水分。

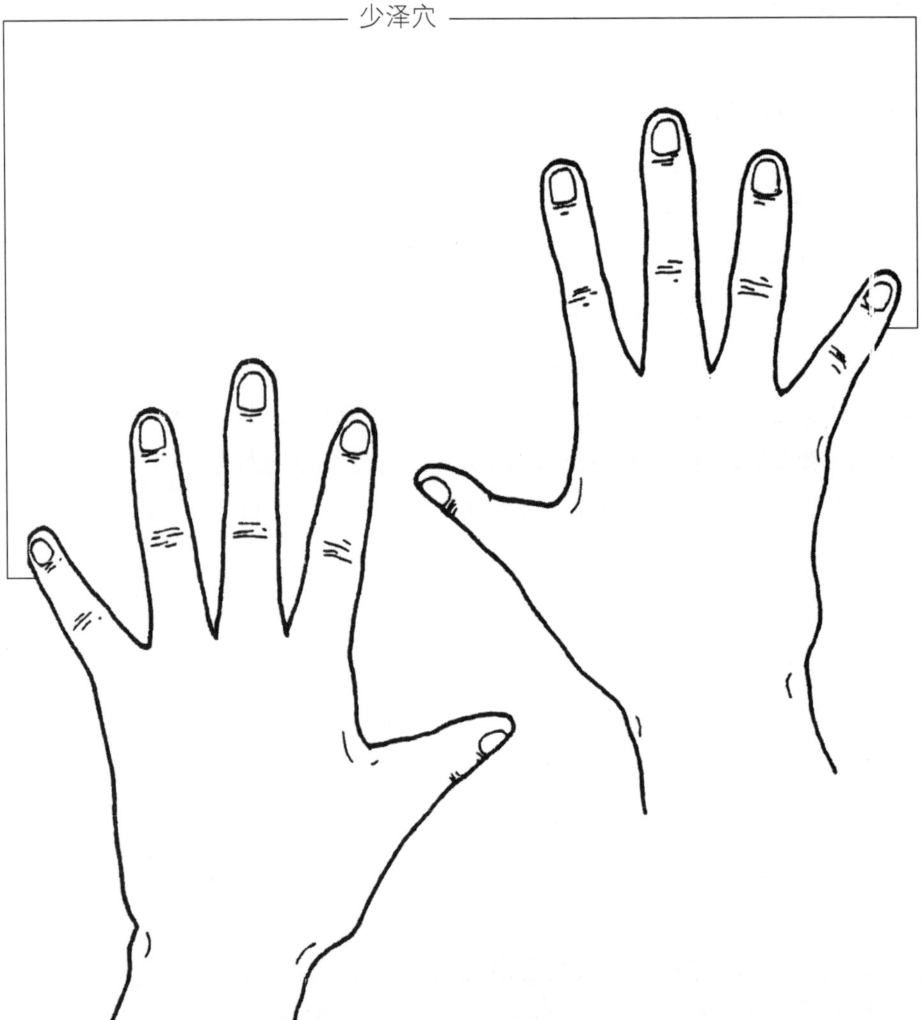

少泽穴

图三十六　小肠炎（下泻）反射痛点及诊疗点

◎吃三颗正露丸。日本人因常吃生蔬菜，故常拉肚子，正露丸即是日本家庭必备的止腹泻良药。

◎空腹两餐以清肠。

◎在少泽穴贴上磁力绊或针灸、压按、意守。会有速效。

◎深呼吸五分后，想象从肚脐引入一口气，然后以右手贴于肚脐上圆圈形状按摩腹部，圆圈之半径由小而大最后扩及胸腹，反复为之，会产生电磁效应而排出废气及污物。

◎禅卧二十分钟。

◎生活压力太大亦会引起自律神经失调，进而影响胃肠蠕动，而且会使肠子内部有害菌群数量激增，亦有可能引起下痢，故凡事只求尽力而为，勿刻意强求以减少生活压力，可降低罹患小肠炎之概率。

◎勿吃生冷及不洁食品，勿过食，勿胡乱吃药。

◎睡觉时要将肚子盖着或包裹着，以防着凉。

实例介绍

【实例一】笔者曾在晚宴席上见张姓朋友不敢吃油腻之物，询其所以，谓患腹泻。经压按右手少泽穴有痛感，教以压按井穴法及肚脐引气绕圈法，约二十分钟后即痊愈，开心享受美食。

【实例二】黄同事腹泻，禅坐三十分钟后痊愈。

【实例三、四】见"后记"篇。

便　　秘

大肠功能

人体所需要用的水分，由大肠负责吸收，它也吸纳盐分经由肝送回心脏再送至全身细胞。此外，大肠内有一些对人体有益的共生细菌，如大肠杆菌等，它可将人体所吸收的纤维素改造成多种维生素，而随着水分、盐分被吸收的途径送至全身细胞，参与新陈代谢。

而新陈代谢后所剩的废物，包括被破坏或死亡的人体细胞、细菌、胆色素、黏液及水分混合成大便经大肠的尾端直肠口（肛门）排出体外。

便秘成因

若人体喜欢肉食，少食蔬果，将导致大肠蠕动不良。由于纤维素为一种不会被分解的糖类，只含于蔬果内，功用在促进大肠蠕动。所以长期肉食将导致大肠内此种分解纤维素的细菌被弱化，弱化结果使得需要性降低，故此种菌量会减少，引起维生素缺乏症。

另外，若常服用抗生素消炎，也会杀死肠内的有益细菌，使腐败菌滋生，亦会使体内欠缺维生素而影响新陈代谢的功能。当大肠蠕动不良时，宿便将难以排出，是谓"便秘"。

此外，若生活紧张，由于高电性脉冲干扰了自律神经的调节，久之，亦会使大肠的蠕动失调，造成便秘。

粪便通常会先堆积在直肠内括约肌处，当粪便分量充足时，会使直肠扩张，而且内部的括约肌随之放松，粪便将会掉至肛管内由外括约肌收缩以控制其不致任意流出，待外括约肌放松后，直肠伸直而完成排便动作。故若是粪便不易进入直肠或是在直肠储存太久，或是内、外括约肌无法放松时都会引起便秘。

如肠炎或肠癌使得肠道阻塞、脊髓受伤（神经信号无法传至括约肌）、蛔虫缠绕肛门口、甲状腺功能低落（神经信号传递异常）、不好的排便习惯，新生幼儿若患巨肠症、回肠闭锁、无肌症等皆会引起便秘。

此外若是搬家及旅行等环境改变，使生活步调变乱，亦会引起暂时性便秘。

自我诊断

◎大便次数减少，粪便干燥难解，腹部疼痛。

◎压按大肠经井穴之商阳穴时出现明显痛感（图三十七）。

便秘防治

◎平常多食蔬菜、水果、牛奶、种子。木瓜内含木瓜酶，香蕉内含香蕉酶，菠萝内含菠萝蛋白酶皆可分解肉类，使便软化，有助于排便，平常应多食。而牛奶亦有助于排便，故"水果、牛奶"对便秘患者而言可说是绝佳妙剂，既补身体又助消化、通肠胃，可谓一举数得。

◎平常养成良好的排便习惯，每天至少一次。勿强忍便意，也勿滥用灌肠剂。若采用坐式马桶排便时，双脚要着地，以方便出力，可利排便。

◎常采用深呼吸（吸时肚子下凹，呼时肚子凸出）代替浅呼吸，而吸气时则兼做提肛动作，练习收缩括约肌，可强化括约肌的收缩能力，以利排便。

◎多喝开水，以防水分太少，造成粪便过于干燥难解。此外，每天就寝前在床前旁置放一杯常温水，醒后立即（未走动）饮下，它进入空胃后，会将刺激传至结肠，使其反射收缩，促进大肠蠕动，引起排便机制。

◎少吃糯米饭、乳酪或所谓的"精制食品"，或以面食代替米食，因熟米粒具有黏性。

◎平常尽量少吃药，尤其是消炎药，能不吃最好不要吃。若因需要而非药不可时，也须听从医师指示，佐以胃肠药，以避免伤及胃肠内之有益菌，减低胃肠功能。

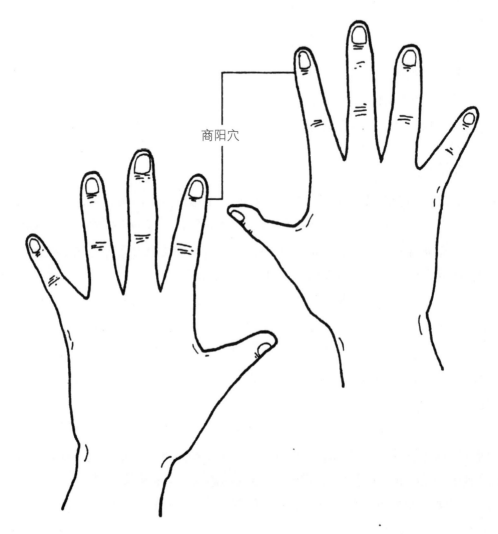

商阳穴

图三十七　大肠炎及便秘反射痛点及诊疗点

◎便秘时，请吃根香蕉或喝杯木瓜牛奶。香蕉及木瓜牛奶可说是最好的通便剂。一般人便秘时可立即去买根香蕉食用，常可立通肠胃，解除便秘的痛苦。

◎平常多做禅卧功，可帮助通畅，防止便秘，便秘时搓揉商阳穴或虎口合谷穴可助排便。

◎刺激、针灸、压按或贴绊商阳穴可治功能性便秘。

◎保持愉快心境，松弛紧张的情绪。

◎化学疗法：大肠内菌种很多，包含有益菌及腐败菌。有益菌以双歧乳杆菌做代表，平常在一微妙平衡下，若摄入食物使腐败菌增生，就会引起便秘或下痢。双歧乳杆菌（DHA）肠片可抑制腐败菌增生，可改善及治愈便秘及下痢。

实例介绍

【实例一】笔者以前一天排便一次，改为素食后每天排便三次。

【实例二】庄小姐便秘难解，经劝告后食用一瓶木瓜牛奶，立即排出宿便。

【实例三】赵先生，常食精制食品，多年来每三四天才排一次大便，经劝以修正饮食习惯，多吃蔬菜水果等自然食品后，现在已一天如厕一次。

【实例四】某日与朋友吃饭时，告以其已二天未排便，经点食一盘香蕉水果拼盘后，并在其右手商阳穴揉按（该处有反射痛点），二十分钟后即解出宿便。

【实例五】齐同学在考试前夕，突然患上功能性便秘，考完试后发觉考得不错，心情放松后，便秘也好了。

【实例六】林先生患便秘，被告以橙子及橘子表皮瓣内的白丝为良好纤维素可治便秘，遂买来天天食用，治好了多年的沉疴。

【实例七】某日笔者早起七时便秘，搓揉商阳穴五分钟后宿便顺利排出。

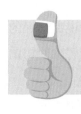

泌尿病变

泌尿功能

膀胱之首要功能为储尿及排尿，与肾脏互为表里，其关系犹如胆与肝之关系，故肾病必导致膀胱病，反之，膀胱病变若不迅速医好，也会导致肾病，故膀胱的功能虽只为被动性的储运，却与肾脏的多种重要功能息息相关，可说是"肾脏功能的前哨观测站"。

肾脏位于腹腔背后，脊柱第十四椎下两侧，可分为皮质及髓质，由肾动脉、肾静脉、肾盂、输尿管构成，收集尿液后汇集于膀胱，下开口于尿道。其主要机能构造为肾单元，左右肾约计一百万个，含肾小球（乃是微血管网，由丝球体组成）及肾小管（由近端小管、亨氏管、远端小管组成），收集尿液后到达髓质之集尿管再排出。

经由肠绒毛微血管所吸收之营养成分经肝门静脉、肝、下腔静脉后到达心脏，再送往肾动脉，进入丝球体，经过滤后到达鲍氏囊（由肾小管内陷成之杯状囊），此时滤液中含有葡萄糖、氨基酸、脂肪酸等小分子物质及水分、无机盐，并含尿素、尿酸等毒物，由于滤液中仍存在有用物质，故此时肾小管发挥再吸收及过滤功能，使得葡萄糖、氨基酸、脂肪酸等有机物先在近端肾小管再吸收，水及矿物质等无机物在远端肾小管被再吸收后经由微血管再送回心脏；另外无用物质，如尿素、尿酸、少部分水分、毒物、药物等即化为尿液由集尿管经膀胱、尿道排出体外。

致病因

◎老化：随着年纪渐增，肾小球数目会减少、肾动脉会硬化、性激素分泌减少，会使得肾脏过滤、再吸收、排泄及调节水分、电解质（维持血液中之酸碱浓度值）、血压的功能减弱，而较容易产生病变。

◎其他脏腑病变所导致：如前述糖尿病、高血压、心脏病都会引起肾脏病，反之亦然。

◎尿路阻塞：前列腺肥大（男性）、子宫下垂、卵巢或子宫颈生瘤（女性）都会造成膀胱口或输尿管的阻塞。

◎尿路感染：各种细菌（淋菌、葡萄球菌、杆菌等）、病毒（梅毒、艾滋）都容易因不洁之性接触而感染尿道口，尤其男性由于输精口与尿道口相同，更易感染。

◎动脉硬化而形成肾血管栓塞。

◎肾脏癌。

◎肾小球肾炎：感冒、腮腺炎等病毒，链球菌等感染或免疫疾病等都可能会伤害到肾小球，出现蛋白尿、血尿、水肿、发烧等炎症。

◎尿路结石。

◎膀胱无力导致夜尿。

自我诊断

◎出现水肿、蛋白尿、血尿。

◎有的伴有呼吸困难、发烧、心律不齐、恶心、呕吐、神志不清等"尿毒症"。

◎尿路感染时会小便困难，小便时会感到疼痛且觉得尿液排不干净、尿道口痒，并伴随发烧。

◎尿路阻塞时会小便困难，小便频繁及夜尿。

◎肾脏癌可见异常肿块。

◎膀胱无力者会小便频繁及夜尿。

◎泌尿系统病变会在膀胱经之井穴至阴穴出现反射痛感。由于牵连到肾，放在肾经井穴涌泉穴亦会出现痛感（图三十八）。

泌尿病变防治

◎裤子保持干净清洁。

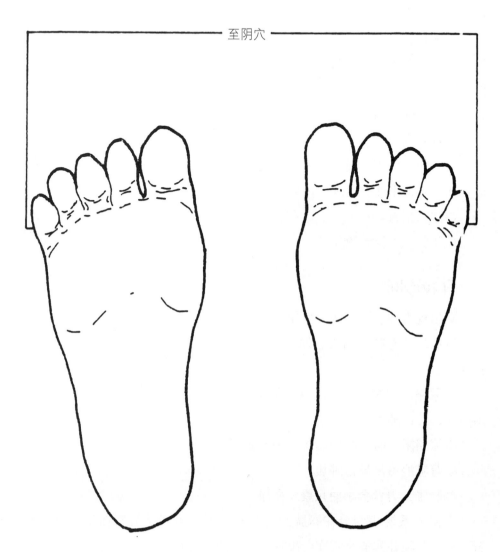

至阴穴

图三十八　泌尿系统病变（含膀胱无力）之反射痛点及诊疗点

◎尽量勿口交，但如采行，务必要先刷牙，且行房前务必先沐浴洁身及洗手，避免感染细菌。尽量以淋浴代替坐浴（尤其是女性）；如发现性爱伴侣有浊尿、分泌物黏稠恶臭、性器官有红肿、破孔、尖瘤物、硬块，绝对不可行房，最好养成戴避孕套习惯。而且要养成事后冲洗及排尿习惯，因为它可带走大部分的细菌或病毒。

◎男女如发觉阴毛部奇痒难当（若是女性小便会痛），十之八九是寄生虫所致，务必要刮净阴毛，并请对方一并为之，以防交叉感染，女性若阴唇并发红肿，可擦肾上腺皮质激素，三天可愈。

◎除了梅毒需注射青霉素特效药外，有尿路感染症状时需先做细菌培养之病理检验以确定菌源及有效针药，对症下药（针），数天内即可复原。但如是嗜血杆菌引起之病变（俗称菜花），尚需以药粉洒在破孔上并以激光等手术切除菜花瘤。

◎检查各井穴，查看是否为其他病变（如糖尿病、高血压、心脏病）所引起，如是，则同时治疗其他病变。

◎定期做子宫抹片检查，如发觉良性肿瘤，切除之。

◎少食脂肪类食物，避免中年后因脂肪细胞太过肥大，导致染患前列腺肥大或子宫下垂等症。

◎患感冒及腮腺炎等引起血尿，要多休息并听从医师指示，并用抗生素治疗。

◎尿路结石时要就医，以碎石机击碎结石，拥有充分睡眠、休息，并依"痛风症防治法"施行以防止结石之再生。

◎膀胱无力、夜尿症可针对至阴穴及涌泉穴施以井穴疗法即可治之。

◎平常多练习禅卧。由于禅卧属人体的"refresh"（刷新）方法，可刷新脏腑及细胞，对于肾脏这种属过滤、再吸收、排泄的器官可说是最好的一种功法了，每天做禅卧二十分钟，保证可增加肾脏及膀胱功能，避免病发。

◎平常多做深呼吸，并在"吸"的同时，兼行忍尿之动作，收缩尿道括约肌，可强肾及治膀胱无力、夜尿。

◎如果肾丝球发炎，饮食要注意低盐原则，如出现水肿时，要减少水分之摄取。

◎养成垫脚跟排尿习惯，由于刺激到至阴穴，可强化膀胱。

◎少吃药，因药会被人体肝肾视为"外来异物"，少吃药可避免药伤害肝肾。（包括注射显影剂亦请避免）

◎避孕环掉落亦可能引起血尿症，故避孕最好不要采用此种"异物"装入法。

由于肾主排毒，若功能衰竭则毒物积存体内，是谓尿毒，必须靠洗肾，换肾过日子。所以务必请记住"防治胜于治疗"及"治病于初期"二原则。

实例介绍

【实例一】许小姐出现血尿，经注射显影剂检查，肾出现不明异物，医师怀疑子宫避孕器作祟（已多年未取出），取出后恢复正常。

【实例二】刘先生患淋病，注射消炎针两针后（一天一针）后复原。

【实例三】陈先生患葡萄球菌感染，注射两支消炎针后痊愈。

【实例四】李先生患菜花，经医师指示服用消炎物后，由于菜花尖瘤面积不大，经手术刀切平，再以酒精及红药水消毒，禁房事二月后痊愈，外观无异状。

【实例五】石先生阴毛部奇痒，抓之无效，且痒处现红疹，经剔除后痊愈。其女性伴侣在剔毛后阴唇仍感染红肿，擦以肾上腺皮质激素药膏后三天痊愈。

【实例六】王小姐膀胱无力，每小时要上一次厕所，教以禅卧后痊愈，气色也好转许多。

【实例七】陈翁膀胱无力，经日日练习深呼吸提肛法后，再也不会为夜尿所苦，每天的睡眠质量提高，萎靡不振的精神状态大为改善。

【实例八】沈先生感冒引起喉痛及膀胱痛，检查关冲穴及至阴穴现痛感，经针对二穴施以井穴疗法后，两天痊愈。

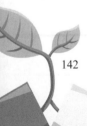

第 6 篇

常见疼痛疾病

常见疼痛疾病有：头痛、神经痛、痛风等。

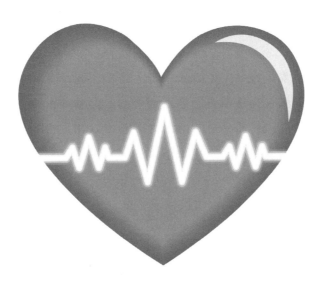

头　　痛

脑部功能

脑位于头骨内，分为大脑、小脑、中脑、脑桥与延脑。大脑分成左右两半，外层皮层由神经细胞体构成，可接受五官及皮肤传来之讯号产生知觉，亦可发号施令，控制肌肉运动，又能记忆学习语言思想，可谓"命令中枢"。延脑下接脊髓，藏于脊椎骨内保护，含神经纤维及细胞体，可传递神经冲动讯号并具反射作用以保护肢体脏腑（例如：手碰尖物立即收回属肢体反射，呼吸、心跳、分泌唾液属内脏反射）。

就物理学而言，所有的神经冲动都是一种神经细胞表膜电位差的改变，而脑及脊髓中枢神经位于脑及脊髓的神经称周围神经；由脊髓发出，连于六脏六腑的称自律神经，又分为交感神经及副交感神经，产生对偶拮抗作用，以达成身体微妙之平衡。

头部最怕的是出血、缺氧、高烧、冲撞及化学物等伤害到脑或脊髓神经及细胞体。

头痛原因

头痛依严重性分为慢性头痛及严重头痛两种。所谓严重头痛是指除了头部剧痛、恶心、发高烧（38℃以上）外，会陷于想睡之状态，并引起言语、知觉上的障碍。如此则是脑部受伤或因肿瘤引起脑部出血，要迅速就医，接受脑部断层扫描或做腰椎穿刺，抽取髓液检查以确定头骨内是何疾病，其他的则为慢性头痛，只需自我治疗即可。

慢性头痛依头痛部位不同区分为前头部头痛、后头部头痛、头左侧或右侧单边病之偏头痛。依其成因可按以下分类。

◎脏腑病变反射：如肺炎、膀胱炎。

◎细菌或病毒感染：如感冒。

◎五官病变反射：眼病、耳病、牙痛、鼻病等引起。

◎血管扩张性头痛：如宿醉或偏头痛。

◎肌收缩性头痛：由肌肉紧张引起，常伴有肩痛及颈肌痛。

◎神经痛引起：后头神经因受压（如肿瘤或脊柱不正压迫神经）而引起后头神经痛，或脊柱弯曲、斜转、旋移引起颜面三叉神经痛。

◎女性生理痛（经痛或更年期痛）引起。

◎失眠性头痛。

◎高血压性头痛。

◎心理压力引起脑腔压力之头痛：因忧郁、紧张、烦闷等无法发泄所引起，通常为偏头痛，但亦有全头痛者。

◎缺氧性头痛。

自我诊断

头痛除了单纯的痛感之外，通常都会感到头热脚冷、头部有束缚、压迫感，间伴有恶心、呕吐或想睡，或伴随神经痛、肩痛。

头痛防治

除了严重头痛需迅速就医，并至医院做脑断层扫描外，其余可依下法为之：

◎用阿司匹林等镇痛药先行止痛。（如果是出门在外）

◎在室内，请检查门窗是否紧闭。如是，可能因缺氧导致脑细胞营养不足，应迅速打开门窗，做深呼吸以补充氧气。

◎如女性生理痛或更年期头痛，则压按脾脏井穴隐白穴，必呈痛感。反复压按之，头痛会减弱，亦可贴上针灸绊。

◎脾、胃、膀胱不良皆可引致失眠性头痛，故应一并检查隐白穴、厉兑穴、至阴穴，针对痛点持续压按之。

◎如觉得血压上升而头痛，则应禅坐定心，血压即会下降，头痛消失。

◎如伴有咳嗽、流鼻涕症状之头痛，可针对少商、关冲穴按摩之。

◎检查其他井穴，以判断是否脏腑病变所引起，并行穴道疗法。

◎检讨最近是否有心理压力，如有，针对压力形成原因，设计出一套解决压力之方法，然后对自己念着："按此为之，必可成功。"

如有怨恨，将之书写于纸上发泄之，然后烧掉纸张，会顿觉压力一扫而空，头痛也霍然痊愈了。

◎任何头痛，可压按百会穴（头顶上正中）、太阳穴（前头部两侧凹陷处）及大足趾与次趾中间凹陷处之行间穴，可减轻痛感（图三十九）。对百会穴可以手掌呈圆圈状揉按，对太阳穴可以大拇指揉按，对行间穴可以大拇指压按。

◎若因牙痛所引起，由于合谷穴（虎口凹陷处）系大肠经的原穴，而大肠经通过牙齿，故牙痛引起之头痛，压按合谷穴十至二十分钟后，牙痛及头痛皆会消失。

◎询问患者最近是否睡过沙发或凹陷不平之床铺，导致脊柱神经不正，而引起手臂伸展不良及头痛，俗称"落枕"；或长期坐姿、立姿之弯曲引起脊柱神经弯曲，压迫到头部或颜面神经而引起神经痛。如发觉脊椎有不正现象，则以手背敲打大椎穴（低头时颈部有大突出之硬骨处），以手推拿患者之颈椎并请其以大椎为轴，左右旋转头部，此时可听到清脆的转动声，头痛顿然消失。

◎如伴有头热、脚冷则可以冰袋贴压于疼痛部分，并以热吹风机吹脚底之涌泉穴。

◎如是疲劳所引起，则可行温泉浴以消除之。

总之，由于头部是命令中枢，当身体上有任何不适时，经感测后会经由神经网络传达变异的信号至脑神经中枢。由于背部有膀胱经经过，内有十二经脉之原穴，脊椎又有神经连到脏腑，所以不管头部、脏腑、神经有异常信号都会引起头痛。所以头痛，其实并不是头在痛，而是头部感知异常信号。

如非剧痛则可先用捏耳垂法止痛，即患者闭眼，术者立于其背后，以左右手大拇指及中指捏住患者之左右耳垂，借由脑内吗啡之分泌先行减轻其疼

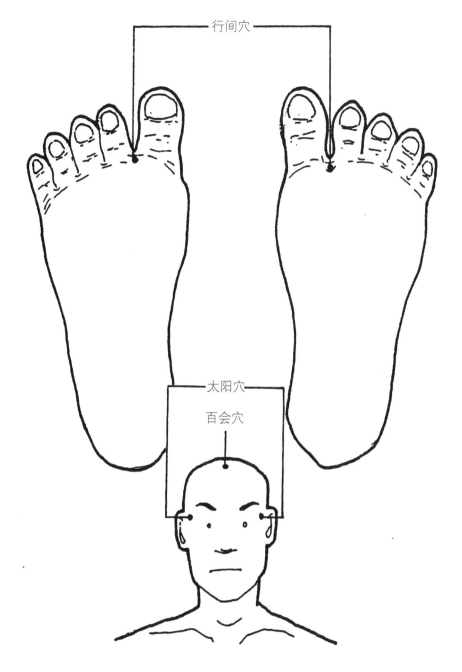

行间穴

太阳穴

百会穴

图三十九　一般头痛反射痛点及诊疗点

6 常见疼痛疾病

痛后，再按照上述方法为之。亦可自行为之。

慢性头痛，十之八九源自于生活压力，如果能够记住："宽心、抬头挺胸、不过劳、深呼吸、坐禅。"五原则，当可避免90%以上的头痛。

实例介绍

【实例一】李姓学生患癫痫症，某天忽觉头胀甚痛，经比较百会、太阳、行间三穴，发觉行间穴反射最大痛感，经压按后十分钟后疼痛消失。

【实例二】陈先生，因熬夜疲倦导致头痛，压按太阳穴后疼痛消失。

【实例三】廖小妹因牙痛导致头痛，压按合谷穴十五分钟后，牙痛、头痛一起消失。

【实例四】林小姐，某天发觉自己脾气甚大，乱发脾气且头痛，经检查脾经隐白穴有明显痛感，经压按隐白穴十分钟后，心平气和，头痛也消失了。

【实例五】林先生，患偏头痛，由于其肩膀有些歪斜，经检查其颈椎不正，遂对着其颈椎之大椎穴以"手刀"（手竖立如刀状）轻敲之，十分钟后以手贴于大椎穴五分钟，注入念力，复要求其摆动头部二分钟，头痛消失。

【实例六】赵小姐，由于经血来潮，头痛甚为剧烈，捏耳垂法治疗后，检查其脾经井穴隐白穴有明显痛感，压按十分钟后，安然入睡，二十分钟后醒来，头痛消失。

【实例七】笔者朋友每于性爱结束后就头痛甚剧，经询问，谓其幼年曾遭人强暴未遂。遂请其将对方名字书于纸上，打上"╳"，大骂之，并幻想对其拳打脚踢一番（对着床），后大哭一场以宣泄长久积于心中之压力，从此，再也不为头痛所苦。

【实例八】孙先生出差宿于旅馆，一夜醒来，发觉门窗紧闭，头痛剧烈，遂打开窗户，做深呼吸五分钟，头痛消失。

【实例九】某夜，笔者母亲因频尿导致失眠，次日头痛万分，经施以至阴穴按摩后立刻恢复正常。

【实例十】某夜，笔者由于疲劳于沙发上睡着，次日醒来，头痛而且肩背酸痛。遂利用次日午休时间躺于实验室之光学平台上，一觉醒来（约四十五分钟），恢复正常。

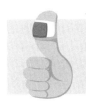

神　经　痛

神经功能

神经乃是一种纤维，可视为一种光电元件，它可传递神经冲动（神经细胞膜上电位差的改变），由神经元构成。内有树突（信号感测子）、细胞体（感知并转为光电信号）、轴突（传递信号，外有髓鞘包围保护），除脑内神经主控信号的接收、命令的发布外，尚有脊髓神经及由脑及脊髓伸出到达器官的自律神经（含交感及副交感神经，主司加速、减慢或舒张、伸缩或促进、减弱等拮抗作用）。

脊髓位于脊椎骨内，细长圆柱形，上接延脑，下接尾椎。脊髓神经计三十一对，在背部的称感觉神经，在腹部的称运动神经，分布到内脏的称自主神经。

当皮肤和肌肉上的感觉器侦测到信号时，首先传到感觉神经，经感测、转换、传递的过程，再传到脑或脊髓之联络神经元，转化为命令传到运动神经，引起运动器（如手、脚等）动作。如果是反射动作则为争取时效，信号直接由感觉神经元传递给运动神经引起运动器动作，然后再报知脑或脊髓。

人体中有两大主要通信系统，一条为迅速的神经系统，一条为慢而持久之内分泌系统。两者信息之传递除了电位差之改变外，神经信号尚需藉神经递质帮助，而后者则需藉激素之帮助。

神经痛因

当神经网路受压、迭交或变形、断裂时。此种变异信号就会引起细胞膜电位的改变而由脑部及患处的细胞体侦知，产生病感。最常见的神经痛因如下。

◎**颜面神经痛**：俗称三叉神经痛，当头与颈部连接处即颈椎之始的寰椎发生旋移或斜转时，脊椎神经孔的位置会移动而接触不到神经尖端，且神经纤维会缩短，使痛感加剧。

◎**正中、桡骨、尺骨神经痛**：脊柱上共有七颈椎、十二胸椎、五腰椎及一尾椎，以第七颈椎固定不动做支点，称隆椎，当其上方之骨骼产生弯曲异常时会引起桡骨神经痛，下方骨骼异常会引起尺骨神经痛，而寰椎异常则引起正中神经痛并可能伴随三叉神经痛。

◎**坐骨神经痛**：从腰到腿的神经若因脊椎不正（通常为坐姿不良引起）会导致坐骨神经痛。

◎**后脑部神经因颈椎不正常受压迫，也会引起头后神经痛。**

后头神经痛在头后部会有痛感；三叉神经痛在脸部会有剧痛；尺骨神经痛则在近小指侧及无名指会有麻疼现象；正中神经痛则拇指、示指、中指会有麻疼现象；桡骨神经痛则拇指张不开，手掌及手指皆无法上扬。

神经痛防治

◎**睡平板床、抬头挺胸直背**：长久的姿势不正会导致脊椎受力不平衡，产生弯曲、变形。更甚者，会增生骨刺，压迫神经引起痛感。此种变异电流信号的传递会产生热能，经由神经末梢传递到脏腑，长时间后可引起病变，真可谓牵一发而动全身，不可不慎。

◎**脊椎矫正**：正中神经及三叉神经痛可以手刀（手掌靠拢竖立如刀状）针对寰椎急速敲打三分钟，然后集中念波能于眉心印堂穴（念波内容为"矫正脊椎"），之后，瞬间挺直脊背，上下左右旋转头部，或请专家为之。头后神经痛、桡骨神经痛、尺骨神经痛者，手刀敲打隆椎。坐骨神经痛则需沿

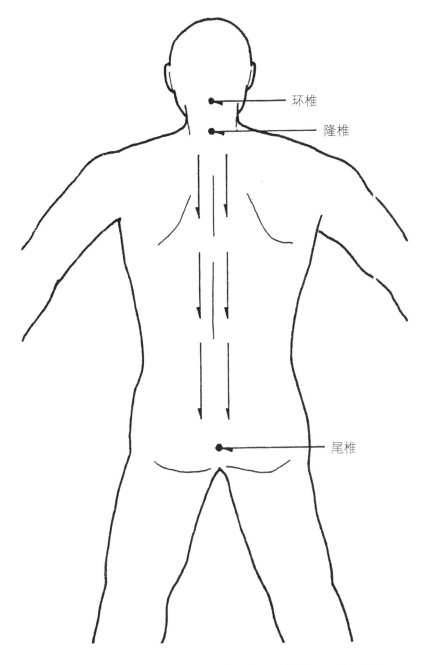

环椎

隆椎

尾椎

图四十　敲打环椎、隆椎、尾椎，并行头及脊椎矫正可治好神经痛

腰椎向下部一路敲打（图四十）。

◎轻抚疼痛之神经线，并与之做"恢复正常"的对话。

◎若经上法无改善，请就诊，服食维生素B，注射神经安定剂或外科治疗。

◎至于落枕性头痛兼引起筋骨酸痛、手臂无力症者，则可针对足外踝后半寸，跟骨上凹陷处昆仑穴加以刺激（压按等），可见速效。

实例介绍

【实例一】苏同学头后神经痛，经脊柱矫正后恢复正常。

【实例二】谢先生由于睡床塌弯，次日醒来，发觉尺骨神经痛。经手刀敲打隆椎，以念波集于眉心，并令之旋转头部，五分钟后恢复正常。

【实例三】黄先生夜睡客厅沙发椅，次日胸部疼痛异常。由于该患者身材高大，有习惯性之驼背现象，故试着对隆椎做脊椎矫正（同前），即恢复正常。

【实例四】笔者某日出差，夜宿旅馆，因其弹簧床不平，次日腰酸背痛（属神经痛）。次日中午在工作平台上午睡一小时，不适感消失。

【实例五】日本的十字式健康普及协会曾以手刀及念力疗法来矫正脊椎，现已治好上万名患者的神经痛及脏腑病变，声名远播。

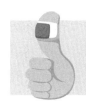

痛风（含关节炎）

骨头功用

地球有向下的地心引力，使人可以附于地表活动，但是相对地，人体因为地心引力的存在，就产生了重量，为了支撑这重量就须有坚固的人体支架方可，而这人体支架就是骨头。为了使骨头可以依人体意愿做各方向转动，故存有关节，内有韧带及间隙以防止骨头彼此互相摩擦。

人体的骨头除了被巧妙设计以使人体可以做各种关节运动外，还可以使成人的人体瞬间承受两千千克的重量而不变形。其中的关键在于骨骼中的钙元素。我们都知道，石灰的学名就是碳酸钙，它可被用来支撑大厦，何况是区区人体？我们可以做下面一个简单的实验来证实钙对强化骨骼组织的重要性。

取一块动物的骨头试着加以折断，你会发觉要花费相当大的力量，因为它很坚固。若将骨头完全浸入醋酸溶液中十分钟后取出，你会发觉它已变得很脆，可被轻易折断。

所以当你采用同类疗法来"吃骨治骨"时，请记得加点醋酸，那么其中的钙就会溶出释入汤中，因而可轻易地吸取了健康骨头的主要元素钙了。

钙也是牙齿的主要元素，了解这一点，你就了解牙痛为什么常发作于吃食蛋糕等甜点之后。因为甜品大都会化为酸结构，再与钙作用生成碳酸钙结晶，若血液中的钙不足而使得骨头及牙齿中的钙（可视为备用品）被抽离后，牙齿变得不坚固而生痛感，同时骨骼也变得脆化而容易受伤。

痛风病因

我们身体的血液呈弱碱性，其pH为7.4，中性溶液pH为7，小于7为酸性，大于7为碱性。当酸性溶液与碱性溶液中和时会产生盐及水分，称为中和。

人体的细胞含细胞膜、细胞质、细胞核。细胞质及细胞核中含有核酸成分，这些核酸新陈代谢时产生的废物称尿酸，存于血液或体液中。其名由来，乃由于蛋白质是组成细胞之基本物质，其分解最终产物称尿素，因尿酸之成分与尿素接近且属酸性之故。当然，如豆类等食物中也含有核酸成分，亦会氧化生成尿酸。

尿酸无法经由喝水或喝酒加以排除，因为它不溶于水或乙醇（酒之成分）。于37℃时，当尿酸在血中的浓度高于每百毫升含七毫克时，就会达到饱和值，超过此值，尿酸与血液作用就会解析出盐粒结晶，称为尿酸结晶或尿酸石。正常人尿酸的82.3％乃由细胞的新陈代谢产生，16.7％乃由食物生成，而1/4经肠、汗排出，3/4经由肾脏排出。也就是说，尿酸主要由体内细胞核代谢生成，而主要由肾负责排出。

如果体内尿酸的制造增加或是排出减少时，血液中累积的尿酸就增加。正常人每天约产生并排泄六百毫克之尿酸，将血中的酸碱值维持在弱碱性，使一切新陈代谢反应得以正常进行。若由于尿酸产生过多（如吃大鱼大肉、熬夜、剧烈运动、骨髓受伤、生瘤、紧张、手术、细菌感染等病变），或者尿酸的排泄减少（喝酒、分解酵素缺损、肥胖、肠炎、肾病、糖尿病、少喝水、服药、抽烟），都会使尿酸结晶析出而到处流动。

由于此时血液呈酸性，也会抽离骨头中的钙，使骨头变得脆弱，而使尿酸易因碰撞等伤害而累积在关节滑膜液及软骨内。而身内白细胞就会将之视为异物入侵，而将其吞噬，其中死亡的白细胞、尿酸结晶等积聚在关节引起发炎，就是痛风。

当然尿酸结晶也可能淤积在耳郭，引起耳痛；或者堆积在肾脏，阻塞肾小管、肾盂及输尿管，引起肾病及尿结石甚至尿毒症（必须靠透析方能维持肾功能）；甚至引起血栓，导致冠状动脉硬化引起心脏病；阻塞脑血管引起脑病；或因血管之阻力增加也会并发高血压，常常会有致命的危险。

类似病症

关节炎除痛风外，主要还有风湿病及退行性、细菌性关节炎及假性痛风。

风湿病乃是一种身体免疫异常所引起之全身性疼痛。患者疲劳易倦、发烧、体重减轻。首次发作者其腕关节、掌指关节、膝关节肿大者居多，而且发作处左右手皆呈对称性同时肿大，血中尿酸结晶。

此外退行性关节炎乃由于使用过度，引起关节老化、变质导致关节磨损、疼痛者。俗称骨刺，常见于髋关节及膝关节，很少具对称性发作，常见于脊椎、膝关节及髋关节（大腿及骨盆间之关节）等受力关节，但近端关节亦可能扩及。

至于细菌性关节炎乃是因关节腔被刺伤、骨髓炎或扁桃腺发炎等使细菌跑到关节腔内引起发的炎症。发病时关节处有红、肿、痛、热及积水。

另外，若血液中所含磷酸太多，则磷酸亦会与骨头中之钙作用生成磷酸钙结晶，而使软骨硬化。因与痛风症状类似，故又名假性痛风，此类患者较多，发病时常见于膝、髋等关节。

自我诊断

◎发作时剧痛，不管是风吹或触及痛点都会引起剧痛。病发时在脚关节（尤其常见于肿大的脚趾关节）局部红、肿、热及剧痛，若不予以治疗则痛点会像一阵风般在全身关节跑来跑去，常因肝、脾病变引起，故可在大敦穴、隐白穴有痛感（图四十一）。

◎在恶化期，会造成肾病，故在涌泉穴压按会出现明显痛感，若已造成心脏病，则在少冲穴会见反射痛感。

◎若做健康检查时，尿酸值常处于每百毫升十二毫克以上，并出现高血脂、高血压，部分会出现尿结石。

◎女人在停经后，会出现关节疼痛。

◎若并发尿结石者，膀胱经之井穴至阴穴会有痛感（图四十一）。

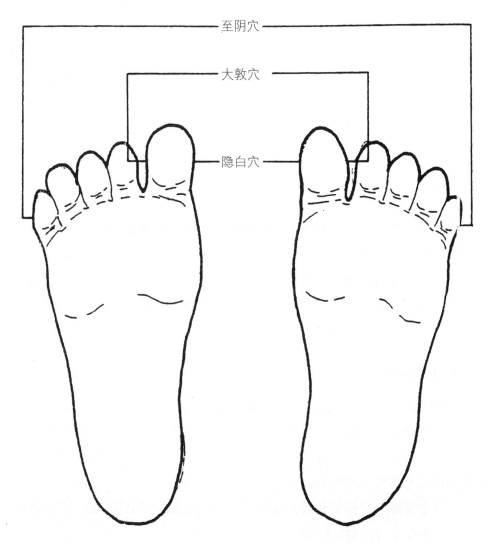

图四十一　痛风患者反射痛点及诊疗点（含尿结石）

痛风诊治

◎**化学疗法**：急性发作前会有预感，先服下一粒秋水仙素，产生一种欺敌效果，以防止白细胞去吞噬尿酸结晶，可止痛。就医后照医师病理检验之结果，决定服用尿酸生成阻断剂或尿酸排泄剂。

◎**尽量吃素，少吃鱼肉**：由于鱼肉含大量胆固醇，会阻塞血管。且鱼肉属酸性，皮与内脏又属高嘌呤物质，会增生尿酸，宜少吃。蔬菜内含纤维素，可促进小肠蠕动，强化小肠功能，以帮助小肠之分解尿酸，增加尿酸的排泄量。此外吃素可净化血液将原酸性血液转为碱性，而尿酸在碱性溶液中的溶解度会随着pH的增加（即碱性的增加）而渐增，故吃素可降低尿酸生成量。如果吃素后仍有症状，要减少豆类（尤其是豆芽）的食用分量。

◎**减重**：体重减轻，人体质量减少，所需要的能量也减少，细胞核所需的新陈代谢速率便可较减缓，可减少细胞的修补、自残及排出数，即减少尿酸的产生。

◎**适度运动**：激烈运动之后由于乳酸增生，抑制了尿酸排泄，但如予适当休息，一天后即可恢复正常。如能做适度运动，久之除了骨骼可强化外，小肠、汗腺之功能会提升，将可提高由肠、汗排出尿酸之量而减少了留在血中的尿酸浓度。

◎**多喝水**，以促进尿酸排泄。

◎**停止使用阿司匹林或利尿剂等药剂。**

◎**不喝酒**：喝酒常会使痛风患者发作，此乃因喝酒后有醋酸生成，会使血液的酸度增加，进而减低了尿酸的溶解度，提升了血中尿酸的浓度。故不喝酒可以减少痛风发作的概率。

◎**饮食清淡**：尤其在饥饿、受伤、动手术或细菌、病毒感染后宜食清淡之低嘌呤物质，降低身体负担。在饥饿时，身体会将脂肪细胞的能量拿来用，分解脂肪、产生核酸，受伤或动手术后，细胞须修补旧细胞、增生新细胞，当然无用细胞核的量会增加，氧化成尿酸的量也增加。细菌或病毒感染后，战死的白细胞增加，尿酸亦随之增加，可是为了补充身体流失的能量，不得不吃好一点，但烹调的方式宜用清蒸、水煮，且不宜放太多的调味料。

◎喝牛奶代替喝豆浆：豆浆属高嘌呤及酸性物质，而牛奶属碱性及低嘌呤物质，而且其内所含之钙分量可增加骨骼强度，若已并发尿结石者，则应避免饮用高钙牛奶，因为钙与尿酸作用会生成酸钙结晶，增加肾结石之发病率。

◎勿过劳并充分睡眠：如此细胞方可不致因过劳耗损而增生，也避免因衰老而被判定为需"再制新的、排出旧的"而增加了细胞核被解体破坏，及产生尿酸的概率。

◎补充维生素E：每天吃一颗四百毫克之维生素E，维生素E可抗氧化，以防止细胞因氧化、老化而增加细胞分裂再制，排出旧细胞的情事发生，当然可减少尿酸之生成。

◎保持平常心处世：忧虑紧张都会影响胰岛素之分泌，影响造血功能，进而影响包括尿酸排出的功能，故宜抱持平常心处世。

◎强肾：肾功能差的人滤除功能减少，会导致尿酸增加。同理，尿酸增加，也会阻塞肾脏、肾盂及肾小管而引起肾脏病变，故百分之九十肾差的人都有痛风，同理痛风若不加以治疗，最后十之八九都要沦落到尿结石或洗肾的地步。由于涌泉穴除了可以增强生命活力之外，也兼为肾脏病变的反射穴位点，故可以针灸绊贴于脚底之涌泉穴位或常压按之，增强精力外，也可治肾病，何乐而不为？

◎检查心经之少冲穴及心包经之中冲穴，看是否有心脏病或高血压：如有痛感，请按心脏病及高血压疗法之章节治之或直接以仪表测血压，如呈现高血压，兼治高血压。

◎检查脾经井穴隐白穴：以判别是否有糖尿病，如有，兼治糖尿病。

◎勿吸烟：烟含尼古丁，会阻塞血管，减少尿酸排出，故应少吸或禁吸。

◎泡温泉浴：可增进血液循环，促进尿酸排出。

◎多练禅卧功：可修补细胞核、减轻病痛、修护病变，又不花钱，真所谓有百利而无一害。

◎对于风湿性的患者亦可采用热能疗法：即以毛巾沾热水后，置于关节疼痛处，将吹风机开于热风挡，离患处数厘米，来回吹扫，其热度在能忍受范围内之最大值，吹扫约十五分钟后可见功效，一天数回。

实例介绍

【实例一】某风湿病患者，常于夜间痛醒导致失眠，经采用吹风机疗法，三天后痊愈。

【实例二】某痛风患者，每于发作前大脚趾关节会出现红、肿，听医师指示后，不吃动物内脏、含皮食物等含高嘌呤物质。且由于并发高脂血症，故也减少食肉，减少胆固醇之摄取，不参加宴席（避免喝酒及大吃大喝）。保持凡事尽人事、听天命之态度，现已痊愈。请教其心得，谓："回归自然，尽量勿服用药剂，以避免副作用。"

【实例三】孙先生患痛风，经控制饮食，不吸烟、不喝酒，并于隐白穴及厉兑穴贴磁力绊，现已两年未发作。

第 7 篇

疾病与老化

　　不久前接卫视中文台来电，邀请我至"妙论大卖场"谈"老化"而忆起每当我演讲时，有些听众（尤其女性）谈及老化问题莫不眼睛一亮，甚至较"防病"论题更为兴致盎然。

　　虽然在别本书上我曾论及老化，但仍未抽丝剥茧般的加以系统化整理，故今特论之。

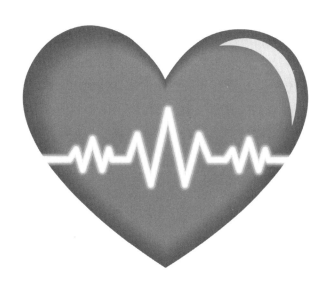

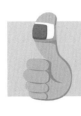

老化及防老之物理意义

老化，代表的是人体组织细胞数的减少，使该组织呈现松垮状态。例如，皮肤组织间的细胞数减少了，我们就说皮肤老化了。

人体远较电脑精密，会在视察细胞已损坏不堪用后，产生"需要分裂增生新细胞体"之需求，而将细胞一分为二，而原有之老化细胞经"自残"（自我毁损）排出体外，但是如果细胞无限制的分裂，那么不停分裂的细胞就会因增生而争食人体能源、包括各种养分，并各自争夺地盘而逾越其原来的生存空间，此即"癌"。

为此，每种细胞在其染色体的尾端上，均附有多节端粒状结构来限制细胞无限制地分裂，称为分裂计数器。细胞每分裂一次，分裂计数器就脱落一节。假设某一个细胞的分裂计数器有两千节，那么分裂两千次后就停止分裂，待其衰老死亡后，细胞数就减少一个了。

当细胞数逐渐减少时，该细胞所构成组织的间隙就愈来愈不密集而呈现所谓的"老"态，是谓老化。其状犹如公交车的剪格月票般，每坐车一次，剪票一格，格子剪完，即不能再用。当然，各种细胞的分裂数并不相同，一般在零至两千间。

所以老化之防止，就物理意义而言有二：一为减少及防止细胞的毁损、过度使用或不当使用；二为当分裂再生需求产生时，要增进细胞的新陈代谢率（即细胞分裂再生的速度），给予营养、减少干扰并给予时间（夜间睡眠）。

或有人说："增进新陈代谢速度不是会提早达到细胞特定分裂数而提早促成老化的形成吗？"

这是种似是而非的论调，其理在于当细胞衰弱时，"细胞分裂再生"变成一种"需求性"，会令细胞分裂；但它也是一种"必要性"，若细胞再生缓慢，此种衰弱受损的状态愈久，会使本身组织的功能衰退，造成同类细胞的衰亡。

由于细胞本身是一种电性血浆，因此也有可能导致其他脏腑由于长期工作于不正常的电压、电流状态下，而引发其他脏腑病变之生成。如此当然又使其他脏腑组织的细胞必须再分裂再生制造新细胞，无形中就更容易老化了。

所以，缺乏良好及足够时间睡眠的人绝对较同年龄的人显得苍老。因为大部分的细胞再生都是为"夜间睡眠"的机制所控制的。笔者的一个实际经验，三年前开了一家卡拉OK店，熬夜应酬一年，老化的速度远较十多年无熬夜的日子来得快。

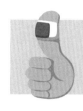

老化的形成及防止

那么，老化形成的实际原因为何？又当如何防止呢？

先天条件的优势

每个人有不同的基因，使得染色体上的端粒结构数稍有不同；也就是说，每个人、每种脏腑组织都拥有稍微不同的特定细胞分裂数。

用人类系统的观点来说，人类系统的寿命蛋白质在八十年至一百二十年间，而人类老化速度的快慢，与家族的平均寿命密切相关。

一般来说，平均寿命愈长的（意外而死的不列入统计），将来经由染色体遗传的基因所内含的细胞分裂次数也较高，较不易老化。所以，我们常发现，如果有一位朋友看起来比实际年龄年轻，通常他的家人也是。

疾病会加速老化

疾病的产生，代表的是某组织的多数细胞已损毁衰弱，功能不佳。透过本书你可轻易地找出井穴点侦测疾病于初发期，对于少数人体末端血行不良（如低血压或糖尿病者）则须改为随时侦测前胸的募穴，以期早日修护疾病，防止该组织细胞及其他相关组织的老化。

不好的生活习惯

熬夜、生活日夜颠倒、生活作息不规律，都会加重人体的负荷，在器官使用过超负荷的情况下，就像操劳过度的机器，耗损得快，自然老得快。

此外如抽烟、喝酒等亦然。抽烟所吸入之尼古丁等有毒颗粒会氧化细胞；喝酒又会使肝细胞"自燃"而损坏，又使心、肾过度损耗，皆容易导致老化，故想延缓老化的速度要禁绝烟酒。

不良的饮食、睡眠习惯

◎过食容易使细胞汲汲营营于分解重组及排泄食物内容，造成细胞超负荷、人体老化。偏食又容易使人体吸纳养分的内容局限于某些特定的元素，导致细胞再生的材料（如蛋白质及酵素等）缺乏，延缓了新陈代谢的速度。

◎肉食，会使血液细胞工作于不正常的酸性环境中，氧自由基离子会转化为氢氧自由基离子，进而提升了其过氧化力，引起新陈代谢异常。

◎误食有害食物，容易使肝细胞中毒死亡，甚至随血液运行至全身而毒化全身细胞。

◎摄入含有食品添加剂（如防腐剂、色素……）之食物，可能会使细胞的分裂计数器失灵而造成不断分裂之癌细胞影响了正常细胞的功能，更容易老化正常细胞。

◎睡眠是一个学习、再生之历程，在夜间睡眠时将有多种激素分泌，它可以促进新陈代谢之进行，故能够防止老化。

细胞被过氧化自由基离子所锈化

常处于兴奋态也容易使氧分子处于高能阶态，而形成带负电荷的自由基离子，尤其当人体精神或肉体过劳时，就需取用更多的氧分子（或原子）来分解能量，形成氧自由基的机会就增多了，锈化细胞（锈化也是一种使细胞衰弱的历程，亦可使细胞发生癌变，皆可使细胞老化）的概率也增多了。

所以素食可使血液细胞生存于碱性溶液中；行禅坐（卧）可使原子回归基态，以释掉多余的电荷，减少氧自由基数；服用维生素A、维生素B、维生素C、维生素E（尤其是维生素E），建立高度抗氧化机构；注意特殊矿物质如钙、钠、铁、镁、钾之摄取，除可使细胞膜的离子浓度为正常，让新陈代谢速度可正常进行之外，也可防止铅取代了上述矿物质而干扰新陈代谢，造成铅中毒。

不佳的生活态度

紧张、忧郁、甚至过度兴奋都会引起高电性脉冲，使身体处于备战状态，引起暂时性高血压、急速心脏收缩、肾上腺皮质激素分泌激增，久而久之，容易造成心、肾细胞过度损耗而引起老化。因此祥和的生活态度也是防止老化的重要因素。

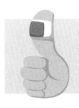

疾病与老化

由上观之，疾病一定会促成老化，而老化却不一定会引起疾病，但是防止疾病与防止老化的方法却有颇多相似之处，而最简单的重点在于"返璞归真、顺天道行中庸"，在欲望与寿命间寻得最佳平衡点。

如果人体细胞不受特定分裂指令控制，可无限制分裂，即使它不会侵占其他脏腑造成癌变，也需有无穷尽的能源来供应这些逐渐增多的细胞。人体体重将增加，由于地心引力之影响，即使骨骼坚固，最后也终将崩溃。此外人若是不死，就不会产生生殖的需求，借由基因中染色体的重新组合排列以产生优异品种来适应逐渐变迁的环境，使人类可以长存于宇宙中的能力，也会随之消失殆尽。

所以，人必死，这是天道。但如何在"天道"给我们的"寿命期"去达到极值，以使每个人的生命之旅都可以无怨无悔，却是人们应该去努力的目标。因为每个生命都被赋予特定的生命意义，皆应拥有足够的生命期以走完漂亮的人生之旅。

最近有所谓经由胎盘素的服用以延缓老化的做法，并不为笔者所认同，因为它即使可以使人看起来年轻，但却会使人体的机制失去平衡，当停止服用后，会造成正常细胞的弱化衰老。所以与其说暂时反应是防老，实乃其永久反应是老化，甚至有些胎盘素是由动物中提炼出来的，那更不足取，因为人类根本无权这么做，也无需这么做。

人类只有在持善事、行善事、减少欲求并保有稚子之心下，才能不为疾病而苦，不为老化而忧。毕竟出生、老化、死亡是一必经的历程，也是生物为求进化下的聪明选择，在历经克服生命的艰难脚步时，才能体会及肯定生命的价值！

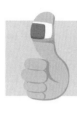

同时采用多种疗法

利用能量疗法的加成定理特性可缩短疗时

所谓加成定理，乃当各种不同能源输入某系统时，其效应为各种不同能源单独输入时之效应相加合成。其要素是必须各种不同能源间具有独立性，亦无立即融合性。

简而言之，我们可同时采用多种不同类能疗法以获得加成效果，加速疗效，但切不可同时采用多种同类能疗法，因恐其能量间彼此相互作用，减低疗效，甚至危害身体。

此因不同类能量输入时，由于不同类能量间彼此项经转换才能形成另一种能量，而各种不同类能量通常都自人体不同"窗口"输入，无立即形成变性或干扰之危险。故采用不同类疗法时，可互补采集各项疗法之优点，而迅速治好病痛。

例如我们可同时采用电疗法、并穴疗法、质能疗法、同质疗法、禅卧（眠）等快速治好病情。

但是为防同类能量同时输入时彼此间互相作用产生变异，我们千万不可同时采用二种以上的化学疗法（服药物或打针剂），因为药之间很容易互相起化学作用而使之失去疗效，加重肝、肾负担，甚至融合为有毒物质，不可不慎。

请记得，人体有最好的免疫系统，所以除非急症，以不吃药为上策。毕竟有太多的能量可以被用来治病，包括人体潜能。

第 *8* 篇

能量疗法应用法则

当我们使用能量疗法来治病时，为求缩短疗时、迅速恢复健康，有几项法则可以应用，调节身体机能，迅速恢复健康。

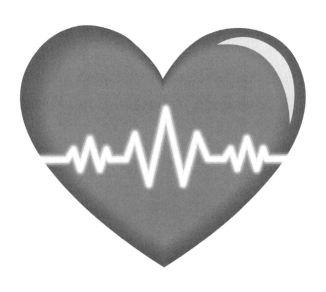

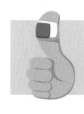

激发生理潜能

一代歌后邓丽君及影星林翠皆死于哮喘病,令人扼腕!尤其是邓丽君在花样年华骤逝,留给人们太多的怀念与感伤,据报道她在送往医院途中,已停止呼吸、死于心脏功能衰竭,留下的是主治医师一句怅惘的话:"要是早点送至医院,就无性命之虞了!"

慢性病应设法恢复生理机能

◎急症采用对症疗法,但慢性病宜采用对因疗法

究其因,当今西医常以对症下药法来挽救如急性肝炎、气喘等类的急症,但等患者疾苦暂时解除而转为慢性病症时,患者甚至医师通常都不十分重视它的后续治疗。

例如哮喘病起因于呼吸系统障碍、呼吸量不足,医师就给患者注射支气管扩张剂或肾上腺皮质素,靠呼吸道扩增或增加血管压缩的方法来获得足够的氧气以供呼吸。而患者通常等痛苦解除,转为慢性病后只是随身带药,病发时喷吸肾上腺皮质素了事,却不从重建呼吸道功能着手继续治疗。

长此以往,潜能被压抑,身体平衡系统被破坏,某器官被激化的同时,相对地也弱化了器官功能,使人体必须靠药物激化才能正常工作。当疾病再发,而身旁缺乏药物来不及服用,或即使服用药物,由于器官已经年累月被弱化,过劳到某程度而衰竭时就导致死亡了。

长期服用药物会降低生理机能

其中最具代表性的是,有"美国仙丹"美称的肾上腺皮质激素被大量运用。由于它可吸钠排钾,造成血压急速上升,心脏节律性收缩快速,包括呼

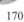

吸氧气量、能量运送速度等都被大量且迅速提升，而且白细胞也被迅速地汇集于病痛处以消灭病毒。

但是长期使用后，细胞将记忆此种"靠药物激发态下提升呼吸量或增高血压值"为常态，使得原本在身体平衡系统发挥下的降压功能（血压增加，心脏就分泌心房钠尿肽以排钠降低血压）因长期用药刺激，心脏就处于低血压状态（节律性收缩压力减弱）。

换句话说，靠药物长期在病发时加强肾功能的结果，是长期弱化了心脏功能，将原本可因需求而迫使心脏等器官发挥潜能，提升脏腑功能的机会也丧失殆尽。

故对症下药只宜用于急病突发时，缓解患者的急促痛苦，待其痛苦暂被压抑或消失后，就应针对诸多症状，找出其真正元凶及并发症状，利用各种能量疗法，对病因采取措施了。

而能量疗法注重的是平常的保健养身、患病时的对因措施、发挥人体潜能，期望每个人都拥有健康的身体，并在病痛来临时，速采对策。

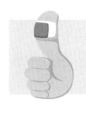

维持生理机能平衡

善用○与一法则

此外，任何反应（包括疾病）之生成一定遵守○与一法则，即不生成或生成。亦即要等累积的能量到某个特定点后，方会触发生成。用物理学说法，即是"等量足方至质变"。故即使身上存有病变因素，只要不再累积病变因素，并设法让细胞的复原再生率大于细胞损坏率即可避免病发。

此法则的应用例子为：心脏负责充当养料泵的作用，以克服地心引力所生之人体各点位能差；肝脏负责五百种功能，真的是人的"心肝宝贝"。

所以充分的夜间躺卧、睡眠休养再生，乃是保持身体能量正常运作的必要法则；也从没听说熬夜的人拥有健康的身体，偶尔熬夜无所谓，但不能常熬夜，因后者会快速累积至质变的量。

◎同类能量交叠时，尽量错开时间

为避免因时间交叠，引起同类能量相互作用，而相互抵消，甚至引发负面作用，若同时采用能量疗法时，请错开时间轴，而且其间距愈大，交互影响愈小。

因为任何能量被某系统（含人体）吸收后一定会经转化的历程然后慢慢衰减其量值，若能待其值减小后再引入其他能量，则两者间互相干扰作用的概率就小。所以习惯吃药打针者，若同时患多种病症时，千万勿同时服用或注射多种药物或针剂，务必要分隔一些时辰后再为之，否则针药未救人之前，可能已先合并转为其他的毒物害人了。

利用对偶特性消除病变

◎不要破坏身体的平衡功能

人身上有各种的对偶系统在运作，使我们的身体机能维持微妙的平衡态，故在采用能量疗法时，应注意勿破坏身体的平衡性。

例如：心房钠尿肽与肾上腺皮质激素分别为减压素及增压素；交感神经与副交感神经亦相对负责拮抗作用；胰岛素与抗胰岛素各司血糖之减少与增加……都是一种漂亮的对偶平衡，使身体成为一美妙的自动控制系统。

具有对偶性的激素非不得已不可被滥用来治病。若使用，也应设法兼顾平衡性采取相关措施，以免破坏了身体的微妙平衡态，而使人体免疫、新陈代谢机能及潜能都遭弱化。

其中常见的例子为注射肾上腺素以治哮喘病，二为注射利尿剂以治尿结石，其结果已如前述，引发如心脏功能衰竭等太多的后遗症。另一例子为注射胰岛素以治糖尿病，由于胰脏分泌的不只是胰岛素，它内含胰岛素、抗胰岛素及体抑素，使血糖浓度可以维持在一定区间的常值态，让体内的新陈代谢作用可以顺利进行。当医生发觉血糖太高而采取胰岛素注射的同时，是否忽略了人体需要三种激素并存才能永远保持在微妙的平衡态？

既然胰脏功能受损，是否该仿照其本质生态，为糖尿病患者注射胰岛素的同时也针对平衡性采取补救措施呢？比方说，是否该注射另外两种激素：抗胰岛素及体抑素，以免平衡破坏后导致眼病变、肾病变或神经病变，也许有一天可以发展出长效针用于糖尿病患者。

又如因胃溃疡呕酸时，因酸、碱是对偶关系，故可饮用氢氧化铝等碱性剂以制酸，或饮用牛奶、吃小苏打饼干等碱性物以中和剩余之胃酸。又如喜欢用肾上腺素来治发炎或病变者，由于增压结果，心脏分泌心房钠尿肽减压，久之心脏收缩力减弱，那么我们就应在平常创造另一种需求—增压。

一种最有效而省钱的办法就是平常就多做运动，由于做运动后，心脏被迫加速收缩以提高肺活量，久之，细胞将之"记忆"为常态，心肺功能就提升了，我们的人体也就更有力了。这些都是利用对偶能量消除病变的例子。

一个最进步的例子即为利用分解杂音的波动形态而后造一反相（对偶）的波动能量以形成反病毒。当病毒与反病毒碰在一起时，疾病也顿时消失无影了。

又例如，由于癌细胞迅速扩增需耗用大量的能量，常处于高能阶之活化阶态，而锗元素很容易形成半导体，具有定位于低能阶的功能，可避免活化癌细胞，故若能经常食用含锗元素之食物，如枸杞子、人参、海带等可相对地降低癌变风险。而麻醉剂即是利用阻断人体传感器，以避免痛苦信息传递至脑部，以利手术的进行。

另外例如老化的转机主要导因于氧自由基离子的过氧化所致的细胞锈化，而且过氧化作用在酸性溶液中会转为氧基离子，提升过氧化程度，故服食抗氧化剂如维生素E，并尽量素食（以保血液碱性）绝对可以养生防老。

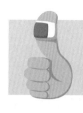

让瞬时成永远

区分并利用能量的起始瞬时与稳定永久反应，以健身治病

任何能量加入某系统，该系统会立刻在瞬间生成瞬时反应。等系统稳定后，也会有一永久反应。一个完整的反应结果事实上需包括瞬时反应与永久反应，讨论及利用能量治病时，也必须两者兼顾之，因为常常此两者之间会呈现相反的特性，混淆了人们的判断。

以疫苗防病，跑步强身，利尿剂伤脏及脏，肾上腺皮质素亦伤心、肾皆是此法则的实例。

当我们加直流电压于线圈时，可先将线圈视为开路状态求出瞬时反应，而要求稳定反应时却需将其视为短路状态，因为经过一段时间后，它已调适改变了的特性。

同理，取疫苗或微量病毒注射于身体，使人们在初期下发烧，然后最终使白细胞研究出破解病毒的妙方，当病毒再来临时，人体即已识破其奥妙而可破解之。

当跑步时，人体心脏、肺部会因需要而增压收缩以提供氧气，人会气喘，并使血糖燃烧下降，这是初始反应，但若持之以恒，细胞将因此种常态性需要使心、肺功能强化，对胰岛素的亲和力也增加，有利心脏病、高血压、鼻病及糖尿病患者。

肾上腺皮质激素使用初期确可强化肾功能，提高解毒能力，但长久后，身体产生"依赖性"，只有在服用之时肾功能才能提升，血压才会上升，心脏变得无力收缩，常因此导致心脏功能衰竭。这也就是我们常听说患尿毒症的患者长期使用利尿剂，最后死于心脏功能衰竭的原因。此因：偶尔使用利尿剂虽可促进排钠及水分，但常用却会使心、肾怠化之故。

运用这个原理，如果我们每天吃两个蛋，短时间内看来似乎会增加人体

174

胆固醇量，但久之身体调适反馈后，自体内生成之胆固醇量会减少，总胆固醇维持定量，故不会因此而使人变肥胖，又可提供充分营养。

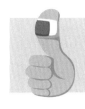

跟着感觉养生治病

　　人体最简单的神志输出端口是"感觉"，觉得累了就要休息，跑不动了就不要跑，觉寒冷就添件衣裳，所以，"跟着感觉走"是一句很好的能量运用的养生口号。

　　自动控制系统必在能量的输出端口设有反馈设施，利用传感器取出部分能量以调控前面的输入能量，而形成美妙的控制系统。

　　眼、耳、鼻、口等各司光能、声能、气能、质能。故面对强光时应遮眼，听到巨大音波时应掩耳，嗅觉异味时应掩鼻，味觉食物不对时应吐出或禁食。以祥和之心处世，勿太紧张忧虑以避免脑部输入巨大脉冲能量而中风；不要饮用添加防腐剂之物，以免剂量累积引发癌变。而最简单、明确、实用的脏腑输出窗口就是井穴，有痛感时即可迅速判别病变种类，且若能及时采取井穴疗法，就可防治病变于初期。

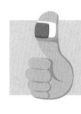

用意志力建立信心

念波能量可制造奇迹、消灭病变

很多经验告诉我们，一个没有求生意志的人，医师的医术再好，也救不了患者；相反的，一个有坚强求生意志的人，往往制造出许多医学奇迹。

当我们以念波能量跟自己的细胞对话，要求身体机能动员消灭病毒，或快速研究出对付病毒细胞之对策，或要其恢复病前的状态时，不但增加自己恢复健康的信心，细胞将被唤醒，集群动员以助早日恢复正常。此外本持仁爱心，当病变临身时，以念波祷祝，恢复健康！

终笔者一生，要强力推广的一句口号就是："透过井穴疗法、细胞对话法、祷念法可消灭大部分的疾病！"也但愿每个人的一生都能远离疾苦！

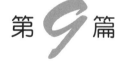

第9篇

七R养生论

　　一台电脑为执行从正常态重新开始它的功能，通常必须拥有复始、翻新、侦测、调整、再生及可被修补的特性，从这里令我领悟人体也一定具有复始（reset）、再生（restore）、刷新（refresh）、重调（readjust）及修补（repair）等功能，并且只要施以简单而且明确的操作方式，就可以恢复人体机能。

　　在我潜心追寻这些理念后，我收集、汇整、抽丝剥茧、融合、创新并实验及证实上述理论，进而宣扬所谓的"七R养生论"，期许人们可以透过认知来验证这学说，以减少人类的疾苦。

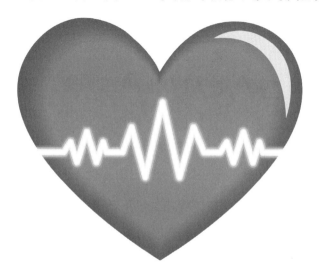

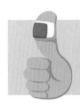

Reset复始

计算机运作时如出现异常，最简单的方法为按下Reset（复始）键。此时计算机会自动恢复最初始的正常状态。而在人体上，有两个穴道亦具有不同的复始功能：

一为督脉的井穴之人中穴。它具有复原气血之功能，亦即复始人体气血上所出现的脉冲能量。当人罹患抽搐、热痉挛、心悸、心动过速、性猝死、眩晕、紧张、癫痫、微血管出血、晕车（船、机）时，只要迅速压按人中穴，在三分钟内即可恢复正常。以上症状若在预感临身时迅速压按人中穴，即可消除症状于无形中。

另一为任脉的井穴之会阴穴。它可复始精元，平常多按可强精固本，男人泄精前压按之可防止精元外泄。若男子精元欲泄出时，压按会阴穴则精液会反流回膀胱，可避免人在不适宜状态下传承，并避免精元的流失耗损。

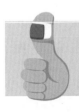

Restore再生

如《一生无遗憾》一书所述之法，人体可以采入禅境之法使自身进入密闭回路系统，并透过定（身）、静（思）、安（心）、滤（毒）、得（生）的过程获得良好的睡眠质量，以修补被损坏或不良之细胞。并分泌各种激素，促进新陈代谢及再造（分裂）新细胞，使人每天都可以透过良好睡眠而得以再生。

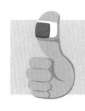

Refresh刷新

透过简单的手、脚闭合及闭五识（眼、耳、鼻、口、神）的历程，接通人体气场回路。在无干扰状态下，人体气场会与人体本源能波 α 波共振，产生谐振。禅卧，可以刷新人体气场，打通人体为病邪之气所阻塞之回路，并重整细胞膜电位，促进新陈代谢。只要每天练禅卧功三十分钟，保证精元旺盛，百病皆可消弭于病发初期，同时亦可防癌。（气功治病理论可见《不药自愈》，本书只提及实践。）

另外，根据读者最近回馈的实验结果显示，禅卧具有方向性，在南北方向躺卧较东西方向躺卧更具功效，因此较容易引发谐振共鸣而发功摆振身体，手脚振动的幅度也较大。此即因人体南北向躺卧时人体磁场方向与地磁方向相同，故较不易被干扰，使人体易于入静并且引起谐振发功。当然由于阻力较小，发功场能会较高，手脚摆动的振幅会较大。

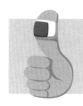

Readjust重调

每天只需花三分钟压按手足之井穴，透过有无痛感之侦测，我们可以很明确地侦知自己十二脏腑是否有病变。

例如，出现数处痛点，我们更可经由比较痛感的程度侦得其最原始病源；若肝、胆、肾之井穴皆现痛感，而以肝经井穴大敦穴的痛感最甚，则肝病乃主源，胆病及肾病为并发症，故以治肝为主。当然若治好某主源病变，其他经路之井穴仍现痛感仍须继续治疗其他病变。

透过井穴疗法，人们可以重调各脏腑组件的工作态（电压、电流及电功率值）以达治病功效。

由于意守时，思绪容易飘浮或中断，压按虽简单，但部分人耐心不足容易中断，故古人向以针刺、艾烧穴道治病，但针灸皆易留痕会使人痛楚，现已有贴用之磁力绊及超长波健康器问世。尤其无痛之针灸绊、益力绊取代了针灸，而其效果不输针灸，且可长期为之，简单便宜又好用，颇值得大力推广。

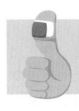

Reach伸直脊背

人在成长过程中，关节可能会损伤，此时会有"骨母细胞""联结细胞"出动来填补缺损部分。然后待其功成身退后，再由"破骨细胞"出动来修整多余的骨痂部分，只要再生顺利，骨头会完好如初。但是若由于基因异常、新陈代谢不良、骨头所需营养成分欠缺或因老化无法再生，都有可能使此种修补工作功亏一篑。

故对于骨头及神经的保养首先应避免伤害、补充钙质及防止老化，其次就是要永远伸直脊背去工作、休息、娱乐及睡眠。

脊椎本是因抵抗地心引力而生，但也会将后天环境的变化需求视为必要而生结构性的变化。如长期背负重物的工人、常伏案执笔的人、太高的人习惯性之驼背（以避免同僚仰之弥高）、长期的运动姿势不良或不是睡平板床的人等，经年累月后，身体自然会因此种需要而产生变性，增生骨头形成骨痂（俗称骨刺）。或者是长期过度使用将使韧带变松而增加厚度，以提高稳定性，都会使神经通道变窄，使神经受到压迫，产生神经痛及头痛、腰痛、脚痛，甚至不休止地传达疼痛信息至脏腑，产生多余热能积存脏腑内造成病变。

佛家要求弟子在打坐时要使脊椎"自然挺直"。基督教或天主教在祷告或颂诗时，也是挺直脊背。阿拉伯人每天时间一到必定跪下趴伏在地上默祷，而要让此种姿势舒服可长跪也必须挺直脊背。妙的是，各种宗教在宣扬爱心教义的同时，也暗示了养生的一重要秘诀：伸直脊背。

此外，另有一个小常识的运用可用来保护脊椎，避免其受到瞬间重力冲击、压缩而破坏，就是瞬间凝集自己的气能于肚上、背部，如此可使该处生物电流激增，该处（点）气场强度激增而保护该处不受到伤害。

因此我们提重物时或者举重选手操练时又或者车祸被撞击时，请马上动念完成一个简单动作：从肚脐、脚后跟想象引入一口气做一次深深大力吸气的动作，气由脚后跟、肚脐沿脊椎而上头顶后暂时忍气，此时人体整个气场会罩住整个脊椎及脑部，形成保护力场，可抵消外力的撞击，减弱脊椎及脑部受伤的程度。

其理宛如当我们接触火焰或手触热杯、热锅时立刻想象集结人体气场（俗称运"气"或结"气"）于该接触点时，可减弱热感，避免受伤之道理相同。

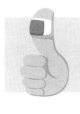

Reasonable简单生活

"禅"者，由"单""示"二字合成，单——神识也，即简单而统一的精神共识。修禅者除了本持爱心外，也要活得简单。包括吃得简单：尽量素食；行得简单：多走路；住得简单：少吹冷气；睡得简单：平板床最宜；说得简单：说话简明扼要，少言；想得简单：勿让过多欲念迷失心志。

那么，活得简单为什么可以养生呢？

任何物质之生成皆遵守量变而至质变的法则，而病变之生成又遵守"0

和一"法则，所以只要我们延迟某种不当能量输入之速度，让身体细胞有充分的时间去处理、消化、排泄这些能量，而且透过再生制造一些新细胞，让新陈代谢速度大于不当能量累积速度，即可减少细胞破坏及分裂再生的需求。除了可避免病变外，亦可相对延缓老化的速度。

只有在细胞经判别确认旧细胞已经不能再用时，才会产生分裂再生的需求，使细胞再度被命令"一分为二"，而使出生时即已设定的分裂计数器减少了一次，进而提早老化的来临。更甚而使细胞变异，模糊了分裂计数器之计数功能，而造成细胞不知终止地分裂，并吞噬其他细胞成癌。

当我们吃得简单时，每天所要处理的能量相对地较少而简单，细胞也只要花费较少的能量来处理它，每个细胞体都可减少被感染破坏的概率，也相对地不会继续累积不当能量至病变生成点。笔者原来每天大鱼大肉，每天只排便一次，经改为吃简单的素食后，现在转为餐后四小时排便一次，而且牙病也消失了。

在笔者的《不药自愈》一书上已再三提及一种能减少能量传送受到阻力的办法，那就是微量（指空间状态的改变量）而且缓慢地（指时间状态之改变率）去改变能量所处的环境，也就是说勿暴饮、勿暴食、勿暴怒等，即千万不可经年累月累积脉冲式的能量。即使衍生了，也要寻找适当管道宣泄；培养出祥和安稳的心态，随缘生活、随心所在、随性而往、不对自己身体及周遭的人采取突变行为，必能减少身体的病变及来自他人的阻力，而能完美顺畅地生活于天地间。

简言之，在心理层面上，要顺物性、持善心、活得简单及祥和安稳，这种符合中庸之道的禅心乃是养生之道的不二法门。

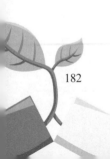

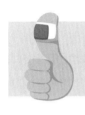

Recall再呼请或Repair修补

治病的过程其实就是一个器官修补的历程。由于人体可视为由各种光电组件所组成，所以了解光电组件会破坏之因当有助防治疾病。

光电组件破坏之因，有电压太大、电流太大、电功率太大、寿命期已尽，物理之冲击（如摔、敲、碰……）、零件长久处于不宜的操作环境（如太高或太低之湿度、温度）。

生气、兴奋有害肠胃及脑神经

对应于人体而言，电压太大除了指被高压电击或触及漏电产品的甚少概率外，大部分皆导因于突然的生气、兴奋等所诱导出的涌浪（突升）或电性脉冲。其中最要注意的为肠胃及脑部组织的圈形结构，因其类属线圈特色，最容易为涌浪式电压所破坏。

所以紧张忧郁的人消化系统必不良，而且易生脑瘤，相对地，若以微小且渐进式的转换环境及心境，则可降低消化系统及脑部病变的概率。

由于人体生物电流也会在饮酒、吸食毒品后激增，引起太大电流损害血管，故亦当避免之。

而人体的手指、足趾尖端最容易累积电荷，该点之生物电荷亦最大，故一有空就应仿禅卧方法将两手指及足趾之尖端接触，将残留在肤表之电荷放掉，或者将已搓热之双手摩擦皮肤表面及所有低洼处，当可避免其组织受损。

充分休息、多运动保身健体

若人体过度劳累、休息及睡眠不足，那么所积存的废物及多余热能，无法经系统迅速地排出，若累积至足够热能后，则会破坏人体组织。所以人需要良好的睡眠质量。

寿命期指的是，细胞分裂再生的次数，已达到人体出生时设定的该种细胞分裂上限，因此细胞不再分裂。若再有细胞死亡，组织内所含的总体细胞数就减少，组织就开始松垮老化。

零件长久处于不宜的操作环境，指的是工作或生活场所的温湿度不良、灰尘杂粒太多。如果在空调房内待太久，记得要多运动、多晒太阳，以补充吸收冷气房内所欠缺的阴离子。

遵守上述约六点并注意避免身体组织受破坏之因，而且若能治病于初发期，当可避免多数的病变。

《黄帝内经》上记载的好："善治者治皮毛，其次治肌肤，其次治筋，其次治六俯，其次治五脏，治五脏者，半死半生也！"当病犹在浅表时，病邪之气尚未深入脏腑，就中医言，病气先汇集在后背俞穴内，再传入前胸募穴上，再深入到郄穴内损及脏腑。此时正气已不足以卫病邪之气，再治已难矣。若能随时于井穴上将潜在的病变信号由压按的方法侦测出来而治病于初期，何烦病重？

借由上述六点，我们在平常养生防病，并借着本身的潜能便可治好慢性病，因为起码我们的脏腑尚在堪用阶段，这是一般的修补历程。但是若急性病发，表示我们的脏腑已遭损坏不堪用，或者是相当顽强的病毒入侵，我们的免疫系统仍尚未寻求出解毒妙方，那么此阶段的修补（repair）工作，我们就必须迅速地采用呼请（recall）法，那就是recall yourself（再与自己细胞对话）、recall for doctor（再看医生）。

首先在最短时间内将患者送达医院，由医师动手术或施以药剂，暂解其苦。然后患者必须拥有坚定的信念去战胜病魔，所以他必须对全体细胞发出动员令，随时在脑中想着、嘴里念着："消灭病毒、恢复往常的正常状态。"如能在禅功下为之，效果更佳，若并以意守法，即闭眼后，以心眼观想凝视该病痛点可缩短疗时。

体 验 之 旅

郭庆堂

（一）约旦之旅

某年九月二十五日，笔者出访约旦皇家科学院，出行前向胡教授辞行，在谈及井穴侦测理论时，陪我前往的杜兄见胡教授常因运筹帷幄陷入思考而拿烟在手，灵机一动，说："胡教授，您的肺经少商穴铁定有刺痛感！"一分钟后井穴侦测果其然，只见胡教授点头称许。

长途跋涉至约旦安曼机场时，虽已夜晚七时，但驻约旦工作人员刘瑛、张万陆及约方代表皆来接机，使我等忘掉了旅途劳累，为表谢忱，我双手奉上新书《现代养生管理》，请其指正。次日，刘瑛告诉我："书我爱不释手，一天内已阅完全书，至深夜难以入眠时，我还拿书中所述之治失眠法施为：压按涌泉穴，果然立刻舒服睡着了！"

刘瑛满腹经纶，教子有方，有二子女悬壶济世；养生更是有道，年逾六十，丰采依旧，满发乌黑亮丽。本不敢在其面前高谈阔论，但耳闻其夸赞，不禁胆从心生，欲传授诸人井穴疗法，遂先请其捏捏手指，在右手关冲穴呈现刺痛感，遂直言道："您患有鼻炎或喉炎。"只见她面露诧异佩服之色，因她多年来为鼻过敏所苦。（日后请其为本书推荐，慨然应允）

于是"生意"上门了，同座者竞相索取新书，并请我诊断。每人（二十余人）的健康状态我都在一分钟内言之凿凿，并切中病症，包括肝病、败肾、小肠炎、心脏病等。

在完成出访任务后，约旦皇家科学院院长以阿拉伯餐宴请我们，餐厅位居山腰，原系古堡，景色宜人，风声、小桥、流水兼而有之。席间，萧凤怡小姐恰坐于我旁，欲进一步探讨井穴疗法，遂玩起捏指头游戏。立刻引来坐于对面的约旦教授群之诧异眼神，先以阿拉伯语询其所以，然后转而与我讨论。

其中一位物理教授患有心脏病，其尾指少冲穴微现痛感，遂告以应当慢跑以健全心脏，并面授手捏少冲穴以急救心脏病发之法，该教授欣喜之余，允诺将来与萧小姐合作将本书系转译为阿拉伯文，以为阿拉伯语系人民之健康奉献心力，我也为此深感荣幸。

归国前一天，至泰国曼谷转机，访问团一行至一家当天新开张的中国餐馆用餐，方才坐定，只听同行教授张明峰先生惨叫一声，原来他右手去提在中国城刚买之水果时，为寄生于其上之小蝎子所刺及拇指急忙挤出刺后，询问老板该物之毒性，告以："大只的含剧毒，小只的毒性较轻。"张兄心中忐忑不安，告诉众人他曾投保意外险一千万元，万一蒙遭不测，请众人为其意外做佐证。

见状，我遂握其双手，搓捏其肺经之少商穴及心包经之中冲穴，全无病感，十分钟后亦然。心包经及肺经井穴未现痛感，代表心肺功能正常，亦即毒性未入侵损其功能。我就向其拍拍胸脯保证："没问题，如有性命之忧，愿加赔百万。"隔天一早，张教授安然无恙，我笑曰："早告诉你，一千万不是那么好赚的！"

（二）江南之旅

出书前，我决定到江南散心并发脑波祈愿它也是段体验之旅。

我搭机先至澳门，在座位旁见一台商咳嗽流鼻涕不止，遂藉聊天为其找到反射痛点关冲穴，嘱其搓揉之，仅半小时，咳嗽、鼻涕皆止，下飞机搭车至澳门关口时，他欣喜之余，代我支付三十元人民币车费作为酬劳。

到达珠海次日，女友突感胃疼，经搓揉厉兑穴，虽止疼，但她仍希望照胃镜检查。遂陪其至拱北医院，在拿检验报告时，望见一对年轻夫妇吵着要照胃镜或肠镜，因男子腹痛如绞，但因其并未空腹数小时，医师拒绝，遂拉其至一旁搓揉少泽穴三分钟后肚子也不疼了，两人道谢后高兴的离开。

随团至江南第三晚吃饭时，见同桌的妇人眉头深锁，问其原因，谓腿部无力，隔天有一行程须走远路并登山赏青铜大佛，不知如何是好。想起"行百里前必针灸足三里穴"这句话，遂要其当晚按摩足三里穴，隔天只见其健步如飞，称谢不已。

在往苏州时，刘导游要我们表演才艺，我就教大家玩捏手指、足趾检查身体游戏，正好有人晕车欲吐，就帮其压按人中立止。

在上海搭机前，突闻一妇人腹痛，导游带其去看完医生吃药。在候机时旁座之人也说拉了二次肚子遂帮其搓揉少泽穴，状况好转后，突然一人跑来说："另一人更严重啦！"原来就是先前看医吃药之人，只见其脸色苍白、四肢无力斜躺座位上。遂要求其女为其解开上衣，以手作圆圈状搓揉中脘穴，我则为其搓揉少泽穴五分钟后状况好转能走路了，就上了飞机，但她马上呕吐，脸已见血色，恰又坐于我座位旁，遂在起飞时压按其人中，以防止其晕机甚或血压异常，沿途并一直为其搓揉少泽穴，而她后来去排了一次便，回座后，脸色江润，已能开口说话："多谢！"

谢谢天，给我一次成功的体验之旅！

笔者以井穴来为亲友读者诊断疾病，至今已逾数百人，无不切中疾病且能迅速复原，今特佐以江南行体验，以增读者信心，每天做一次捏指头游戏就完成一次免费之身体诊疗，杜病于初始，防病于指旁，将可向疾病说不！

最近已有人采用激光光源照射耳穴减肥之成功案例发表，美国也有人用数十毫瓦的激光照射身体上肌肤引起内分泌之变化来治病之研究报道。我大胆预测，未来将有数种能量会被用来发掘人体潜能，一种是 α 波能（生命科学家称其为生命的起源波动）的运用，使人进入神秘的潜能体系，诱使人发挥潜能并修护病变，而且与禅坐（卧）及气功的联结也终将是一热门领域，另一种是激光光能即无痛针灸绊的大量应用，我们可期待，它终将代替针灸为人治病。末了，也敬祷大家身体健康，愿天下无病痛！

纸 上 问 诊

　　你的手足有二十四处疾病侦测点，它们是类似开关的穴道，能够测知身体的不适。只要你按按这些穴道，回答以下问题，并将问卷寄回本公司，我们将尽力请医师为你做综合讲解，并回函提供参考，使你能更进一步掌握自己的健康。来函请附回邮信封，并注明地址及姓名。寄：台北市114内湖区旧宗路二段121巷28号4楼红蚂蚁图书公司收。

姓名：　　　　　　　电话：

性别：　　　　　　　年龄：

住址：

1. 早上七时至九时是否进食早餐：□是 □否

2. 是否有吸烟习惯：□是 □否

3. 是否有喝酒习惯：□是 □否

4. 是否经常吃肉：□是 □否

5. 最近是否常吃药：□是 □否

6. 是否患有神经痛：□是 □否

7. 睡哪一种床：□平直床 □软凹床

8. 入睡时间：□晚上十时前　□晚上十时至十二时

　　　　　　□晚上十二时后

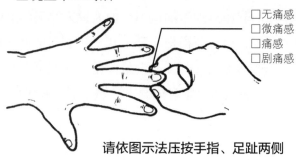

□无痛感
□微痛感
□痛感
□剧痛感

请依图示法压按手指、足趾两侧

9. 请压按箭头所指穴位：

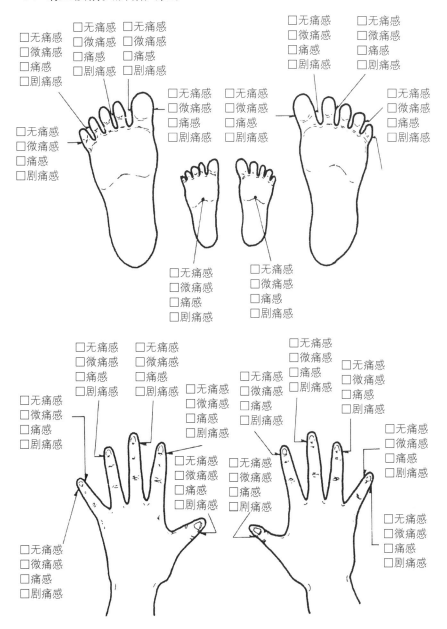

□无痛感
□微痛感
□痛感
□剧痛感

□无痛感
□微痛感
□痛感
□剧痛感

□无痛感
□微痛感
□痛感
□剧痛感

□无痛感
□微痛感
□痛感
□剧痛感

□无痛感
□微痛感
□痛感
□剧痛感

□无痛感
□微痛感
□痛感
□剧痛感

□无痛感
□微痛感
□痛感
□剧痛感

□无痛感
□微痛感
□痛感
□剧痛感

□无痛感
□微痛感
□痛感
□剧痛感

□无痛感
□微痛感
□痛感
□剧痛感

□无痛感
□微痛感
□痛感
□剧痛感

□无痛感
□微痛感
□痛感
□剧痛感

□无痛感
□微痛感
□痛感
□剧痛感

□无痛感
□微痛感
□痛感
□剧痛感

□无痛感
□微痛感
□痛感
□剧痛感

□无痛感
□微痛感
□痛感
□剧痛感

□无痛感
□微痛感
□痛感
□剧痛感

□无痛感
□微痛感
□痛感
□剧痛感

□无痛感
□微痛感
□痛感
□剧痛感

□无痛感
□微痛感
□痛感
□剧痛感

□无痛感
□微痛感
□痛感
□剧痛感

□无痛感
□微痛感
□痛感
□剧痛感

□无痛感
□微痛感
□痛感
□剧痛感

10. 您有何健康问题需要解惑?